8° T3
94

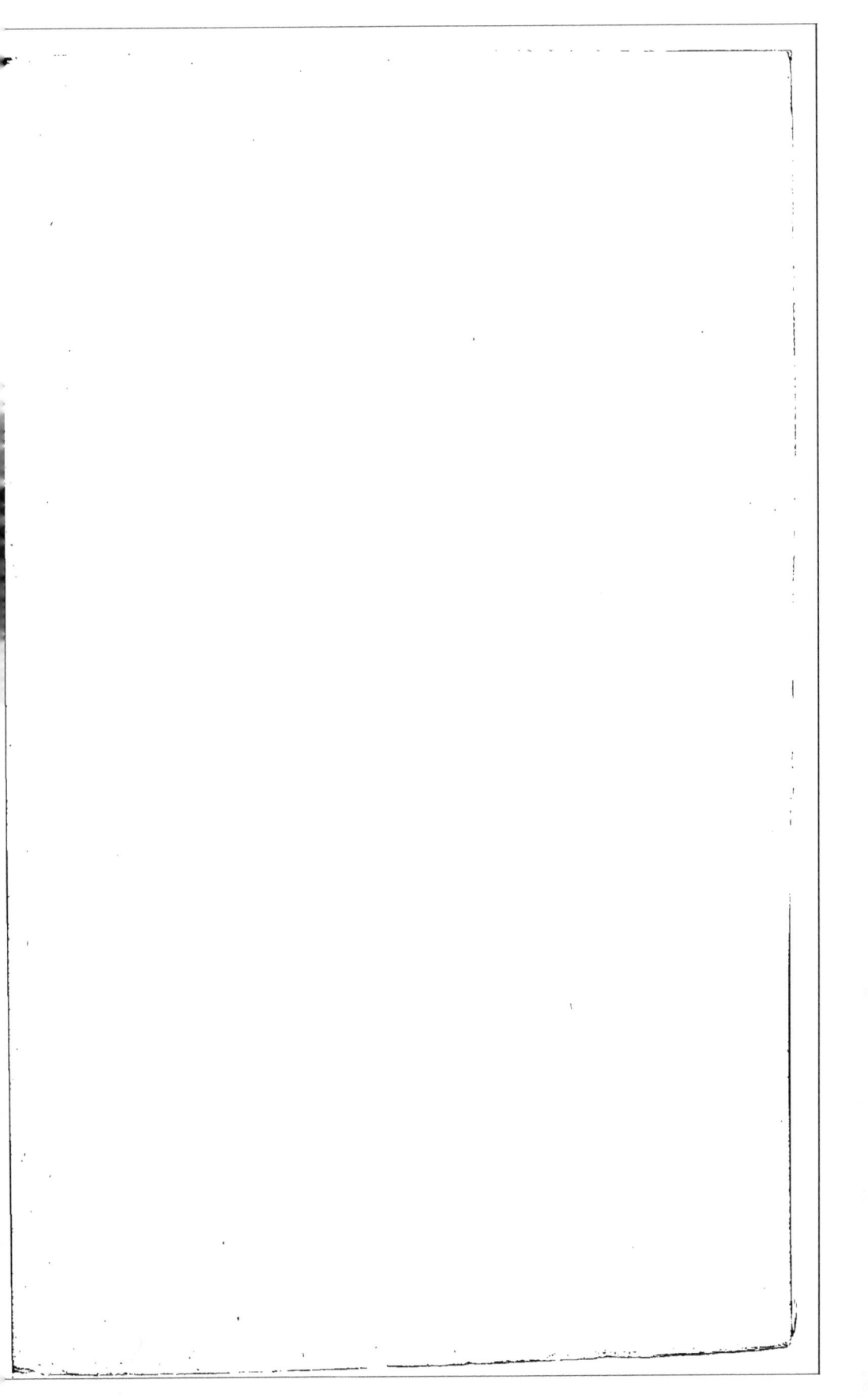

PUBLICATIONS DU *PROGRÈS MÉDICAL*

LE
MAL DES ALTITUDES

LE

MAL DE MONTAGNE COMPARÉ AU MAL DE BALLON

OBSERVATIONS

FAITES PENDANT TREIZE JOURS AU SOMMET DU MONT-BLANC

PAR

Le Dʳ E. GUGLIELMINETTI

(de Monte-Carlo)

PARIS

AUX BUREAUX DU PROGRÈS MÉDICAL

14, RUE DES CARMES.

—

1901

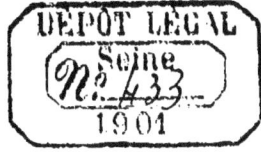

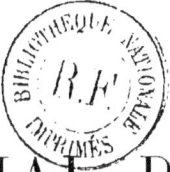

LE

MAL DES ALTITUDES

LE MAL DE MONTAGNE COMPARÉ AU MAL DE BALLON

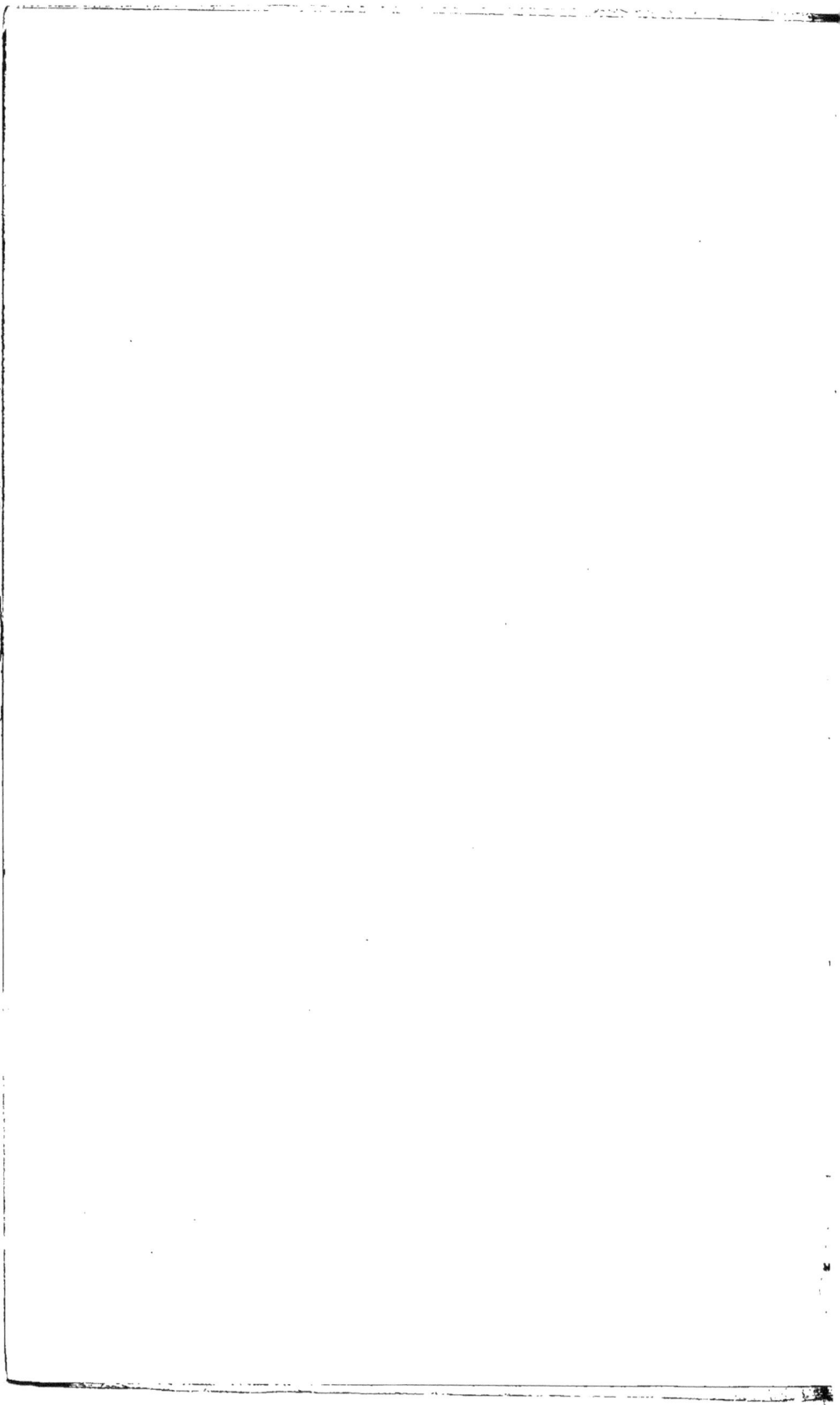

PUBLICATIONS DU *PROGRÈS MÉDICAL*

LE
MAL DES ALTITUDES

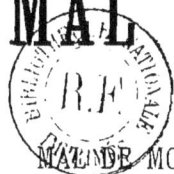

LE
MAL DE MONTAGNE COMPARÉ AU MAL DE BALLON

OBSERVATIONS

FAITES PENDANT TREIZE JOURS AU SOMMET DU MONT-BLANC

PAR

Le Dr E. GUGLIELMINETTI

(de Monte-Carlo)

PARIS

AUX BUREAUX DU PROGRÈS MÉDICAL

14, RUE DES CARMES.

—

1901

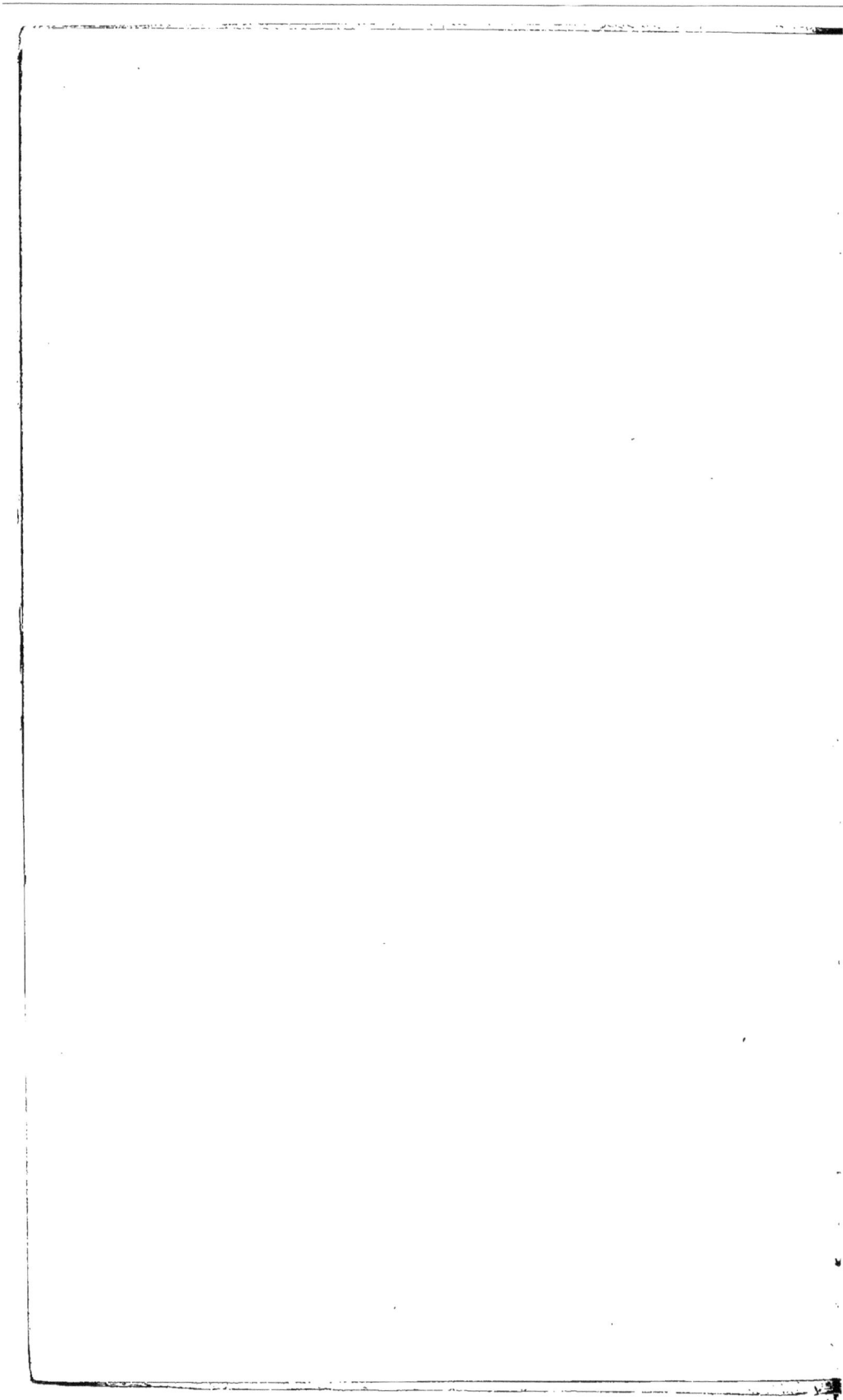

A

S. A. S. Monseigneur le Prince ALBERT Ier

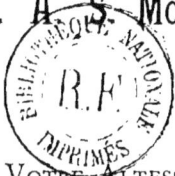

DE MONACO

Votre Altesse *a daigné, dans une de nos réunions de la* Société de Médecine de Monaco, *s'intéresser à une petite communication que j'ai eu l'honneur de faire. En termes scientifiques,* Votre Altesse *a bien voulu mettre au point certaines questions de physiologie générale touchant les phénomènes circulatoires et neuropathiques qui accompagnent la décompression, que celle-ci se produise dans une ascension de montagne ou chez les animaux qu'on remonte des grands fonds sous-marins à la surface.*

Votre Altesse *a si bien fait observer que, d'après les recherches entreprises au laboratoire à bord de la* Princesse Alice, *la quantité de gaz dissous n'est pas seule en jeu dans ces divers processus pathologiques, mais qu'on doit faire intervenir la pression indépendamment de tout autre agent physique ou chronique.*

Voudriez-vous donc, Monseigneur, *me permettre de vous dédier cette contribution de physiologie comme un trop faible témoignage de mon profond respect et de mon absolu dévouement.*

Dr E. Guglielminetti.

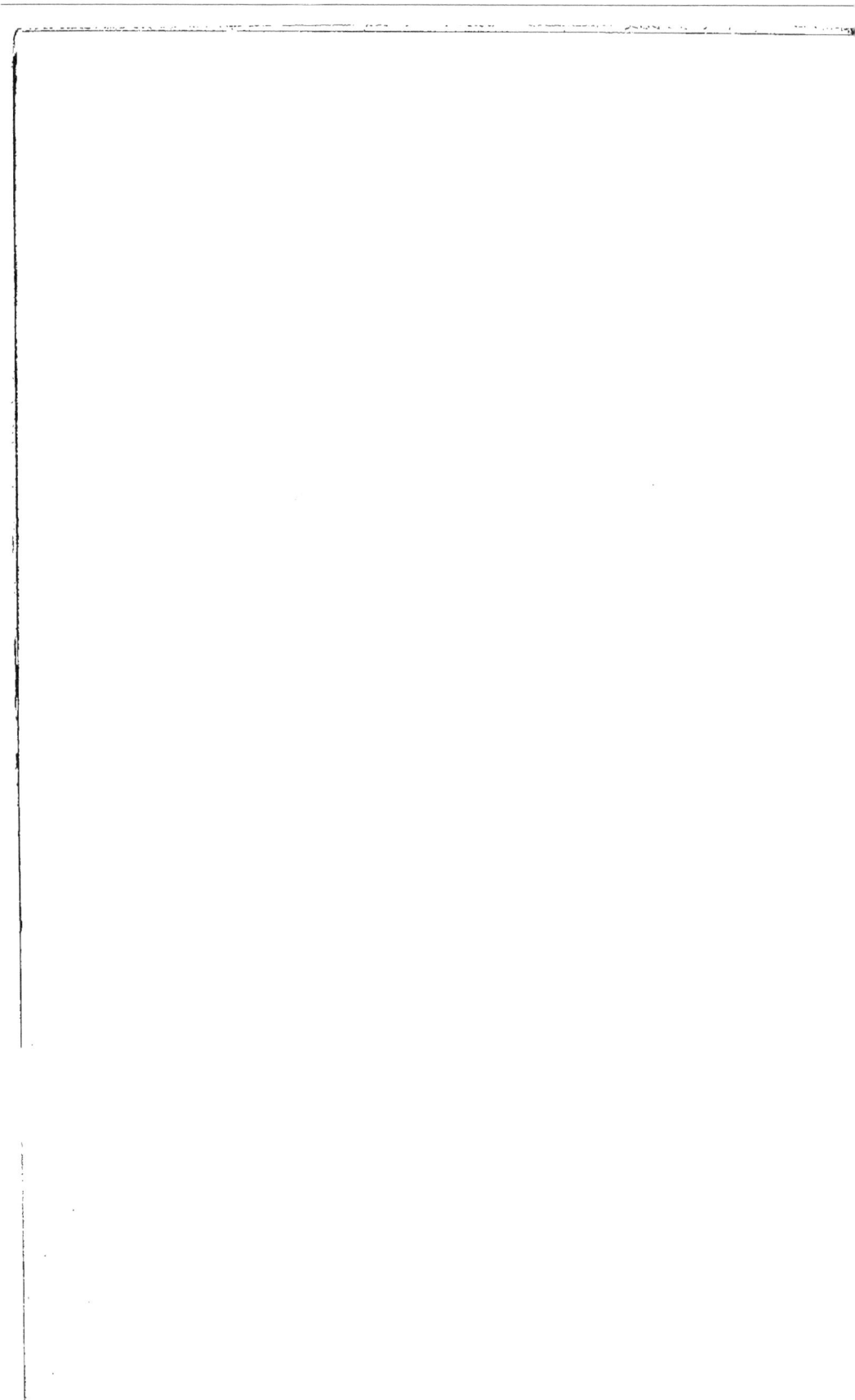

SOCIÉTÉ DE MÉDECINE DE PARIS

Séance du 22 Décembre 1900

PRÉSIDENCE DE M. JULLIEN

RAPPORT

DE M. ALBERT-WEIL

SUR LA

candidature de M. Guglielminetti (de Monte-Carlo)

AU TITRE DE MEMBRE CORRESPONDANT ÉTRANGER (1)

A la pression normale de l'atmosphère, quand la hauteur barométrique est de 760 millimètres de mercure, le corps humain supporte une pression qui n'est pas inférieure pour sa surface tout entière à 18 ou 20.000 kilogrammes. Quand cette pression varie même dans des limites très restreintes, il est des personnes qui réagissent et présentent des troubles variés : c'est un fait d'observation courante et les malades qui se plaignent du temps, de la lourdeur atmosphérique et qui leur rapportent l'origine de leurs malaises, font de la pathogénie exacte. Quand cette pression varie dans de fortes proportions, c'est-à-dire quand la hauteur barométrique qui la mesure tombe de 760 à 450 millimètres et au-dessous, il en résulte pour l'organisme qui la subit, une série de phénomènes caractéristiques : si ces phénomènes sont obtenus par suite de l'ascension sur une haute montagne, ils constituent le mal de montagne; s'ils sont obtenus dans une ascension en ballon, ils constituent le mal de ballon. Mal de montagne, mal de ballon sont, au reste, maladies identiques avec cette différence pourtant que le mal de ballon ne débute qu'à des altitudes sensiblement plus élevées que celles qui sont nécessaires pour la production du mal de montagne.

---

(1) *Progrès médical*, nº 52 de 1900, page 504.

Pourquoi et comment se produisent ces phénomènes dans l'organisme? La cause n'en est point aussi simple qu'on pourrait le croire après une réflexion superficielle. Le mal de montagne ne se produit pas aux mêmes altitudes dans les différents pays. Si tous ceux qui gravissent le Mont-Blanc en sont plus ou moins atteints au sommet ; dans l'Asie centrale, les voyageurs peuvent escalader des montagnes de plus de 5.000 mètres, y séjourner même sans souffrir de la moindre façon. Des villes, du reste, existent à cette altitude en ces régions. Rien d'étonnant donc à ce que les causes les plus vaines aient été invoquées. Les uns ont incriminé les émanations de la terre, les autres l'état électrique de l'air, la fatigue, le froid, les troubles digestifs, la dilatation des gaz intestinaux refoulant le diaphragme. Pour Hoppe Seyler, il s'agit de la production de gaz dans le sang, gaz qui obstruent les capillaires et peuvent ainsi déterminer la mort en arrêtant la circulation. Pour Ganairet, la cause de tous les malaises est une véritable intoxication : l'acide carbonique produit par les combustions organiques est emmagasiné et ne peut s'échapper. Pour Mosso, au contraire, aux grandes altitudes, l'acide carbonique s'échappe du sang en telle abondance que les centres nerveux, dont il est un stimulant, ne reçoivent plus les excitations nécessaires à leur mise en jeu. Pour de Humboldt, Jourdannet, Paul Bert, la pauvreté de l'acide en oxygène aux hautes altitudes est le principal facteur de la maladie. Paul Bert a étayé son opinion sur de nombreuses expériences, faites en son laboratoire, sur lui-même et sur des animaux auxquels il a fait respirer de l'air raréfié. Il a pu se soumettre lui-même sans inconvénient à la pression de 248 millimètres de mercure, seulement dans un air qu'il avait saturé préalablement d'oxygène, de façon à donner à ce gaz la pression qu'il a réellement dans l'atmosphère. Il en a conclu que si, aux hautes altitudes, on pouvait augmenter la pression de l'oxygène en en inhalant, on préviendrait l'anoxhémie et tous les troubles qui en découlent. « Je suis convaincu, dit-il en parlant des malheureux camarades de Tissandier, que Crocé-Spinelli et Sivel vivraient encore, malgré leur séjour si prolongé dans les hautes régions, s'ils avaient pu respirer de l'oxygène ! »

La théorie de Paul Bert est certes séduisante, et la thérapeutique qu'il préconise rationnelle ; mais cette théorie, malgré son général crédit, est loin de rendre compte de tous les faits, et cette thérapeutique n'est pas toujours suffisante. C'est ce qui me paraît ressortir avec clarté des observations si bien prises et du très intéressant mémoire que M. Guglielminetti vous a lu à la dernière séance.

M. Guglielminetti a fait partie de l'expédition organisée par M. Jansen pour construire un observatoire au sommet du Mont-Blanc. Le problème qu'il se proposait de résoudre était de savoir comment un séjour de quelques semaines pouvait être supporté sur de grandes hauteurs. La question était d'importance pour le Conseil fédéral helvétique, qui venait de décider la création d'un chemin de fer d'Interlaken (1.000 mètres d'altitude) au sommet de la Jungfraü (4.000 mètres d'altitude), car si des expériences de Kronecker et de Paul Regnard avaient montré qu'on pouvait sans danger transporter, en une heure de temps, des personnes en bonne santé, d'une de ces stations à l'autre, il importait de savoir quels étaient les risques encourus par le personnel séjournant à ces hautes altitudes, les ouvriers chargés de la construction et le personnel de l'exploitation.

Bravement, M. Guglielminetti a étudié, sur ses compagnons et sur lui-même, les effets d'un séjour prolongé au sommet du Mont-Blanc. Je ne vous referai pas le récit de son expédition ; il l'a fait bien mieux que je ne pourrais le faire et avec le ton qui caractérise celui qui a passé par toutes les sensations qu'il décrit. Je vous rappellerai seulement qu'il atteignit, avec ses compagnons, sans fatigue, la cabane Vallot, à 4.400 mètres, à 400 mètres du sommet, qu'il ne ressentit des symptômes, désagréables et inquiétants même, que quatre heures après son arrivée, et que ces symptômes persistèrent pendant cinq jours environ. Les malaises consistaient surtout en respirations profondes, accélérées et peu efficaces, en battements cardiaques fréquents (100 à 110 environ par minute), en un anéantissement tel que le fait même de se baisser déterminait des suffocations et paraissait un véritable travail, en maux de tête et troubles gastriques ; et, fait intéressant, les inhalations d'oxygène ne produisirent aucune amélioration aussi bien chez le Dr Guglielminetti que chez trois porteurs qu'on dut faire redescendre de peur d'accidents très graves. C'est donc un premier point : On n'aurait pas dû enregistrer un tel échec si l'anoxyhémie était la seule cause des malaises; il y en a une autre, ce doit être la décompression.

En même temps que les malaises, l'arythmie cardiaque et respiratoire, M. Guglielminetti et son confrère, M. le Dr Egli Saint-Clair, observent au microscope une diminution considérable du nombre des globules rouges, et cela chez presque tous les membres de la caravane, d'une façon permanente à tous les examens pratiqués deux fois par jour : lors de son départ de Chamonix, M. Guglielminetti avait six millions de corpuscules par millimètre cube; trois jours plus tard, dans la cabane Vallot, il n'en avait plus que quatre millions; mais le huitième jour, il en avait de nouveau 5 millions. M. Egli Saint-Clair subit une destruction de globules qui alla jusqu'à réduire temporairement leur nombre à trois millions par millimètre cube. Je ne saurai assez insister sur ce fait : Paul Bert et Viault après lui ont répété en effet que le nombre des globules rouges augmente chez ceux qui séjournent sur les hauts sommets et que, par suite, ceux-ci acquièrent une capacité d'absorption pour l'oxygène bien supérieure à celle des animaux qui séjournent au niveau de la mer. C'est évidemment exact ; mais l'observation de M. Guglielminetti démontre que cette improduction des globules rouges est précédée d'une phase dans laquelle leur nombre est considérablement diminué.

M. Guglielminetti a encore fait beaucoup d'autres observations intéressantes : leur importance et leur nouveauté lui font le plus grand honneur. Il ne faut d'ailleurs pas oublier que ces travaux étaient poursuivis avec des instruments insuffisants, au milieu de la nature ennemie, de la tempête, des dangers de toutes sortes.

Notre distingué confrère a peut-être passé ces dangers un peu trop sous silence; mais les faits parlent plus haut que sa modestie. La chute de deux membres de sa caravane dans une crevasse, les décès de l'un deux, M. Rothe, et du guide M. Michel Simond, la fin prématurée, dans la cabane Vallot, du Dr Jacottet qui l'avait remplacé à son poste d'observation, démontrent surabondamment que ces recherches étaient pleines de périls. Certes — et cela est l'honneur de notre profession — les exemples de médecins qui ont tenté de dérober à la nature ses secrets, même au péril de leur existence, ne sont pas tout à fait rares; mais l'espèce n'en est pas à ce point répandue qu'il faille oublier d'en féliciter, et très chaleureusement, M. le Dr Guglielminetti.

Il me faut ajouter un mot. M. Guglielminetti a soutenu à

Berne une thèse sur la question suivante : « Le plomb et le mercure sont-ils des poisons centraux ou périphériques » ; thèse très remarquable qui a obtenu le grand prix de la faculté.

M. Guglielminetti me paraît donc être pour la Société de médecine une recrue des plus précieuses. Aussi je vous propose de lui accorder vos suffrages et de lui décerner le titre de membre correspondant étranger.

Les conclusions favorables de ce rapport sont mises aux voix et adoptées ; le vote aura lieu dans la prochaine séance.

M. Jullien. — Messieurs, sans être aéronaute ni grimpeur, nous avons tous plus ou moins observé des faits qui rentrent dans la catégorie de ceux que M. Guglielminetti et à sa suite M. Albert-Weil ont étudié dans leurs remarquables travaux, et je souhaiterais que tous nos collègues en fissent part à la Société.

Pour moi, je me rappelle, il y a une trentaine d'années, excursionnant dans les parages de la Grande-Chartreuse, en compagnie de mon frère Jean et du regretté Daniel Mollière, avoir éprouvé, à une altitude relativement modérée, une fatigue évidemment produite par le mal des montagnes. Mes jambes me refusaient leur service et, bien que nous fussions au début de notre ascension, je demandai grâce à mes compagnons et fus sur le point de les abandonner. Une lâcheté sans nom m'avait envahi et je me couchai sur l'herbe, refusant d'avancer. Après un long repos, je pus reprendre l'excursion et la bien continuer. Au contraire, mon frère ressentit des symptômes analogues deux jours plus tard, après avoir fait preuve, au début, de la plus grande endurance. Il semble donc que j'aie bénéficié d'une certaine accoutumance.

Dernièrement, j'entendis une dame se plaindre du mal des montagnes ressenti pendant l'ascension d'une colline peu importante. « C'est si peu le mal des montagnes, interrompit son mari, que Madame n'en souffre plus quand nous montons en voiture ». C'est là, au contraire, un caractère des plus frappants de ce mal, et M. Guglielminetti nous l'a bien montré, que de le voir se développer par la fatigue et au moment de grands efforts musculaires. A la même altitude, l'aéronaute immobile n'est nullement incommodé, quand le pédestre grimpeur succombe à l'essoufflement.

Il va sans dire que l'insuffisance cardiaque favorise singulièrement la production de ces malaises. Une dame que j'avais soignée à Paris s'y maria avec un Américain qui l'emmena habiter une magnifique résidence à Colorado-Springs. Mais un vice cardiaque latent se manifesta sitôt son arrivée dans cette ville fort élevée au-dessus du niveau de la mer; l'insomnie, l'anhélation ne cessaient pas. Si bien que ce beau séjour, recherché par les convalescents et vanté pour les poitrinaires, devint intolérable pour ma pauvre malade. En lui ordonnant de suivre son mari, la loi ne s'était pas inquiétée de savoir si ce dernier habitait un milieu où sa femme trouverait son content d'air respirable. Il y a là une cause de divorce que je signale au législateur.

M. BURET, qui a voyagé dans les Alpes, a fait, comme M. Jullien, l'ascension de la Grande-Chartreuse; il n'a pas observé d'accidents; il est vrai de dire que tous les voyageurs étaient en voiture et n'avaient pas à donner d'efforts musculaires. Par contre, on lui a signalé le cas d'un monsieur qui fut pris, sur le Parmelan (2.000 mètres), près d'Annecy, d'une véritable crise d'agitation maniaque qui dura peu. Lui-même y fut pris de mélancolie, fait qui a été signalé plusieurs fois et observé au Mont-Blanc par M. Guglielminetti. Par contre, M. Buret a fait l'ascension de la Tournette (2.357 mètres) au-dessus du lac d'Annecy, beaucoup plus pénible, sans éprouver de malaise, pas plus que les personnes présentes, une dizaine environ.

M. COUDRAY croit que, en dehors des cardiaques, il faut compter avec la respiration imparfaite de certains sujets.

M. POLAILLON a constaté plusieurs cas de mal de montagne sur le sommet du Pilate (Lucerne) : il a vu des syncopes se produire. — Le Pilatus-Kulm (point culminant) a 2.133 mètres.

M. BURET, qui a fait cette ascension, n'a pas eu l'occasion d'observer ces phénomènes : le chemin de fer à crémaillère amène des fournées de voyageurs.

M. ROCHÉ cite le cas d'un chasseur alpin qui n'a jamais pu dépasser 1.500 mètres; plus de vingt fois, il dut redescendre.

M. MOUZON a observé des états de malaise qui disparaissaient avec le repos.

M. SUAREZ DE MENDOZA, étant enrhumé, a fait une ascension : il fut pris de vertige. Quelqu'un lui conseilla de souffler fortement en se bouchant les narines : le vertige disparut. Il explique ce phénomène par la différence de pression entre l'air ambiant et celui qui se trouvait dans l'oreille moyenne. L'acte qui lui fut conseillé déboucha l'orifice des trompes d'Eustache et rétablit l'équilibre.

M. MILLÉE propose qu'on porte à l'ordre du jour la question du mal de montagne.

M. BURET demande qu'on attende la publication du remarquable travail de M. Guglielminetti qui répond à beaucoup de questions de détail. Lorsque chacun l'aura lu, il sera loisible à ceux qui voudraient apporter d'utiles renseignements complémentaires de se faire inscrire à l'ordre du jour qui est loin d'être encombré. — *Adopté.*

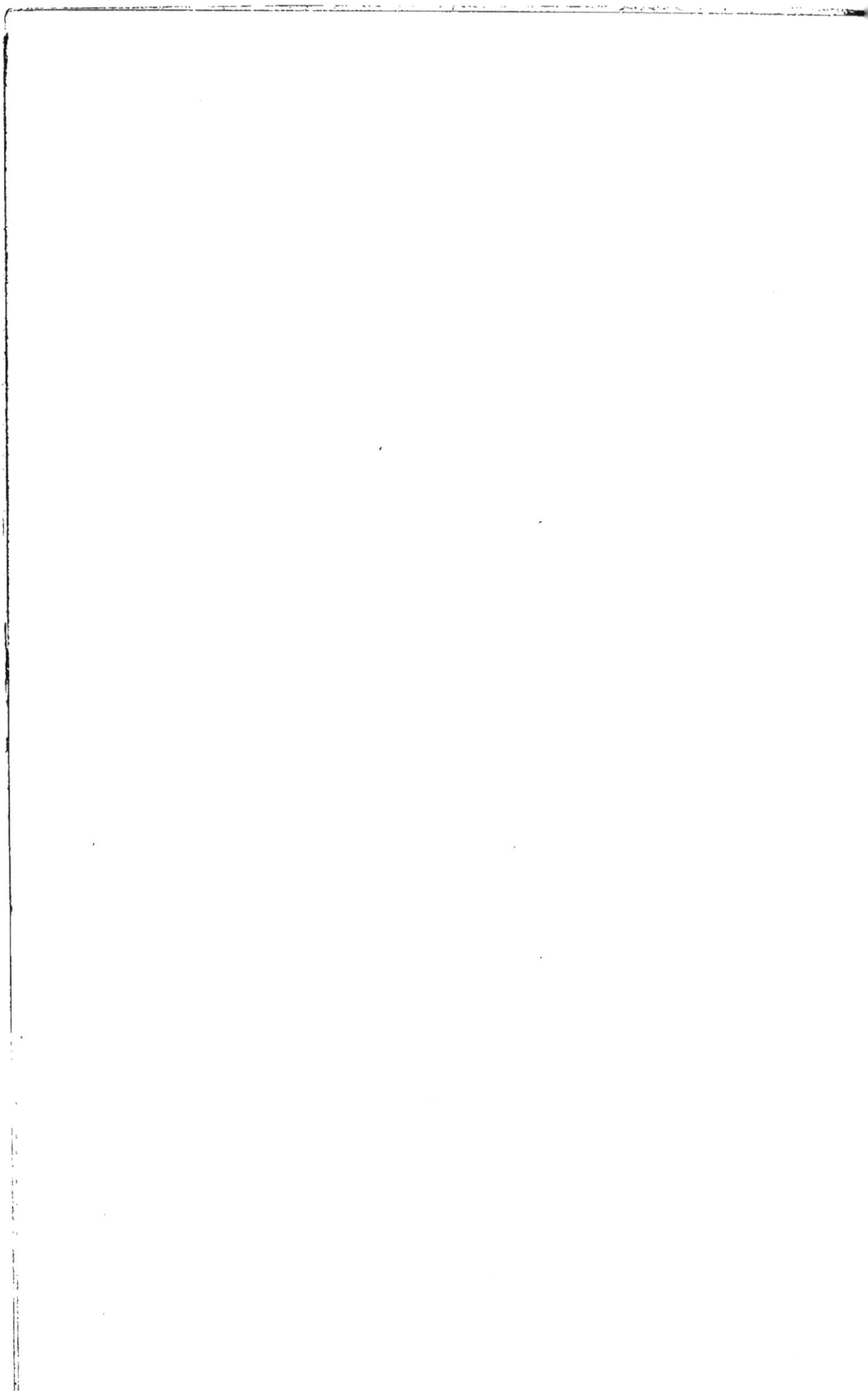

LE
MAL DES ALTITUDES

Le mal de montagne comparé au mal de ballon

OBSERVATIONS

FAITES PENDANT TREIZE JOURS AU SOMMET DU MONT-BLANC

PAR

le **Dr E. GUGLIELMINETTI** (de Monte-Carlo). (1)

I

Pendant des siècles la légende entoura les cimes élevées des hautes montagnes d'un rempart plus inaccessible encore que leurs glaciers. Elle en fit la demeure des esprits, anges ou démons, gnomes ou génies. Il fallut toute l'énergie d'un de Saussure pour aller à l'encontre de ces croyances établies dans les masses, toute sa foi sientifique pour aller dérober leurs secrets aux cîmes vierges en bravant des préjugés si profondément enracinés. Puis la foule des touristes en quête de spectacles nouveaux, marcha sur la trace des savants. Alors la locomotion étant trop lente, trop pénible pour satisfaire aux exigences de la vie moderne, des chemins de fer furent construits, qui transportèrent ces foules pressées.

Aujourd'hui les ingénieurs rêvent la conquête des cîmes les plus élevées; ils posent des rails sur les plus hautes montagnes, mais ce n'est pas tout.

(1) *Progrès Médical,* n°s 4 et 5 de 1901.

L'homme veut plus encore. Il possède les monts, il convoite le ciel. Déjà les ballons libres sillonnent l'espace. Demain le problème de la navigation aérienne enfin résolu, grâce aux tentatives hardies des comte de

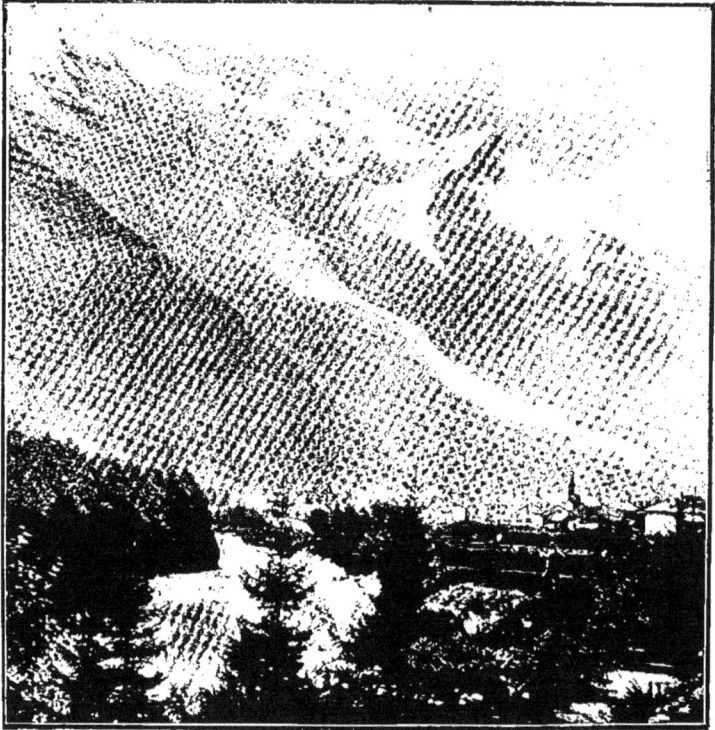

Phot. de M. Tairraz (de Chamonix).

Fig. 1. — Chamonix et le Mont-Blanc.

la Vaulx, des Santos Dumont, des Zeppelin, des Balsan, Louis Godard, Spelterini, A. Berson, va révolutionner les lois économiques et nous ouvre des horizons nouveaux.

Il appartient à la médecine de suivre le mouvement, de seconder les travaux de ces courageux pionniers en étudiant les effets de la raréfication d'air sur l'organisme humain. On a beaucoup parlé du mal de montagne — il y a aussi un mal de ballon et, les quelques observations faites pendant une période de treize jours que j'ai passé au sommet du Mont-Blanc, offrent une grande analogie avec les constatations que font les aéronautes dans leurs courses d'altitude.

On est en train de construire, en Suisse, mon pays d'origine, un chemin de fer sur la cime de la Jungfrau. La possibilité de la construction et de l'exploitation d'une voie ferrée, à cette hauteur, donna lieu à des discussions nombreuses. Un problème, indispensable à résoudre, se posait. Peut-on transporter un homme en une heure de temps d'une altitude de 1.000 mètres, station d'Interlacken, à une altitude de 4.000 mètres, station de la Jungfrau, sans danger pour sa vie ou sa santé?

Notre conseil fédéral, inquiet pour la sécurité des voyageurs aussi bien que pour celle des ouvriers, s'adressa à l'insu l'un de l'autre à deux experts : l'un français, M. le Dr Paul Regnard, professeur de physiologie générale à l'Institut national Agronomique; l'autre, allemand, M. Kronecker, mon professeur de physiologie à Berne.

Paul Regnard a fait à la Sorbonne, des expériences très intéressantes sous les cloches pneumatiques. Vous vous souvenez sans doute, chers confrères, de ses remarquables expériences sur deux cobayes enfermés sous une même cloche; l'un reste tranquille, l'autre est astreint à une grande fatigue : ce dernier tombe malade à 4.600 mètres environ, pendant que le second ne manifeste franchement le mal de montagne que vers 8.000 mètres.

Kronecker a répété quelques expériences de Paul Bert sous une cloche pneumatique à Schoeneck près de Lucerne. Il faisait en même temps transporter des caravanes de voyageurs en chemin de fer, au sommet du Pilate à 2.200 mètres et en chaises à porteurs, au

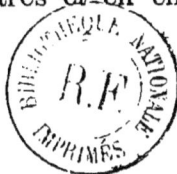

Breithorn à 3.000 mètres près Zermatt. Les rapports des deux savants aboutissent à des constatations identiques et voici en quelques mots leurs conclusions :

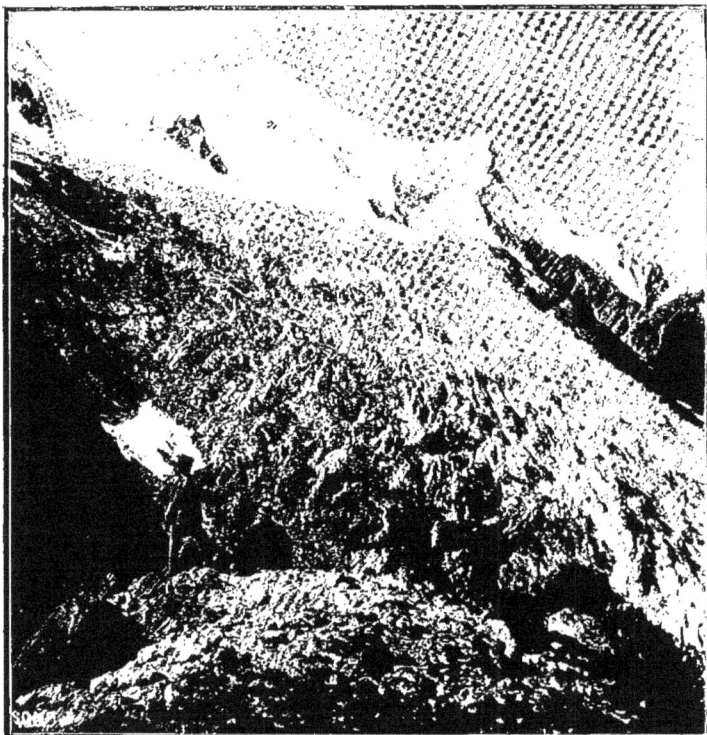

(Cliché Julien).

Fig. 2.

Le mal de montagne se manifeste à des altitudes au delà de 3.500 mètres, chez presque tous les hommes dès qu'ils se livrent à des mouvements exigeant effort. Des personnes en bonne santé peuvent supporter sans danger et sans inconvénient le transport *passif* jusqu'à 4.000 mètres; mais, si elles se livrent à un exercice quelconque, des symptômes désagréables, même inquiétants peuvent se manifester.

Les travailleurs et les employés ne doivent être

engagés qu'après avoir été mis à l'épreuve, quant à leur résistance à l'égard du mal de montagne et au besoin après acclimatation.

Mais à côté de cela, il nous importait beaucoup de

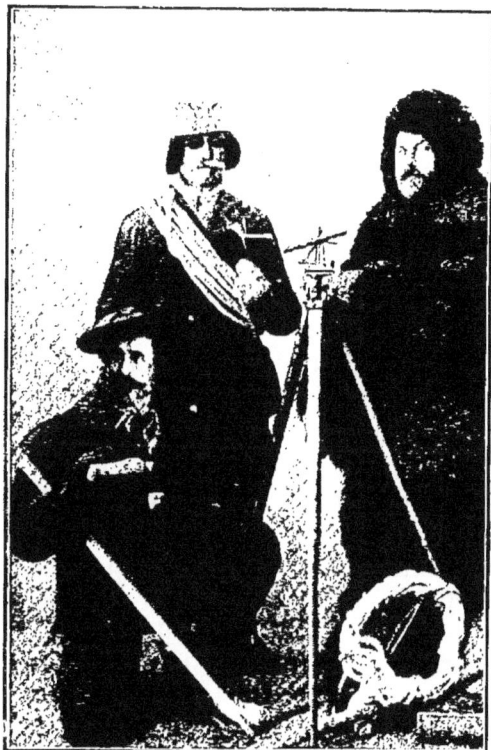

(*Cliché M. Tairraz*).

Fig. 3. — MM. le Dr Guglielminetti, Fred. Payot, guide ; X. Imfeld.

savoir comment un séjour de quelques semaines serait supporté sur les hauteurs ; car il ne s'agissait pas seulement des excursionnistes à transporter au sommet de la Jungfrau, mais surtout des ouvriers chargés de la construction du chemin de fer, et du personnel de l'exploitation obligés d'y séjourner longtemps.

Une occasion unique et très favorable se présenta ces dernières années : c'était l'expédition de M. Jansen au Mont-Blanc pour la construction d'un observatoire. M. Jansen, le célèbre savant et membre de l'Institut, fut l'âme de cette expédition qu'il dirigea lui-même de Chamonix.

Le docteur Egli Sinilair de Zurick et moi, nous nous joignîmes à l'expédition pour donner nos soins médicaux et pour faire quelques observations relatives à la dépression atmosphérique ; car aux Andes et à l'Himalaya, des milliers d'hommes vivent à une altitude de 3.000 mètres, une grande ville, Potosie, en Bolivie, est à la hauteur de la Jungfrau (1), cependant il n'en est pas moins avéré que les ouvriers ayant pris part aux travaux de constructions des tunnels des Andes (4.000 mètres), ont tous plus ou moins souffert de la diminution de la pression atmosphérique. Mais, après une ou deux semaines ils se sont accoutumés à cette influence.

L'ingénieur Imfeld, le chef de notre expédition et moi, nous avions fait plusieures ascensions dans le Valais, le Mont-Rose, le Bietschhorn, la Jungfrau, sans que l'idée d'un mal de montagne, proprement dit, nous fût venu. Nous avions toujours cru, que ce mal n'était qu'une résultante de la fatigue, du manque de sommeil dans les cabanes, refuges souvent peu confortables, de l'inégalité de la nourriture : il y a même des touristes qui prétendent que le mal n'est qu'un catarrhe aigu de l'estomac.

Je me souvenais cependant de quelques cas assez curieux : à Zermatt (1630 mètres), où je remplaçais le docteur de Courten, des personnes arrivant directement de Paris, de Londres, de Berlin, étaient très bien portantes jusqu'au moment où elles descendaient de

(1) Bogotá (autrefois Santa Fé di Bogotá) (2.600 mètres), la capitale de la République de la Colombie, est une ville de 120.000 habitants, qui jouit d'un climat idéal pendant toute l'année, 15° au-dessus de zéro en moyenne. Station d'altitude pour différentes maladies, surtout pour les phtisiques, d'après les très intéressants travaux du Dr Restrepo.

voiture, mais dès qu'elles montaient l'escalier de
l'hôtel, des symptômes désagréables, inquiétants
même, se manifestaient subitement. Mon professeur
M. Kronecker me raconta un cas analogue : un de ses
amis fit avec sa femme une ascension près de Berne,
sans difficultés, et le couple se promettait d'assister le
lendemain matin au lever de soleil. Dans la nuit la
dame fut prise d'opressions telles, qu'elle demanda à

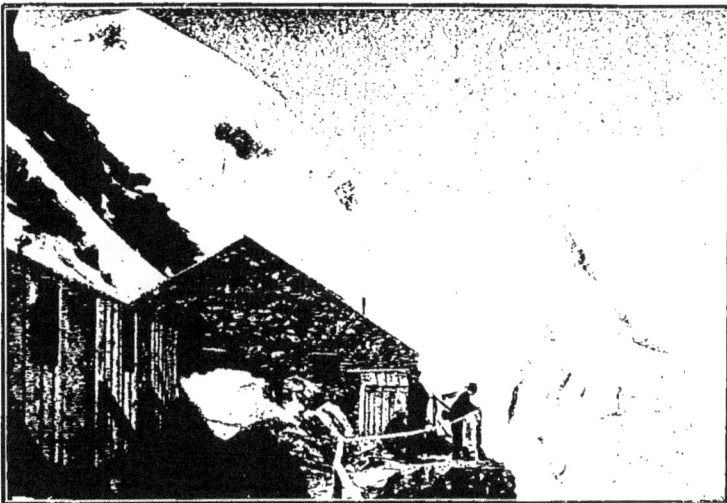

(*Cliché M. Tairraz*).

Fig. 4. — Auberge des Grands-Mulets

son mari de redescendre avec elle immédiatement. La
descente s'effectua dans des conditions désastreuses
avec arrêts à chaque instant et crainte continuelle
d'une paralysie brusque du cœur. Quoique la situation
se fut améliorée au fur et à mesure que l'on atteignait
des altitudes moins élevées, la dame arriva encore fort
souffrante à Wimmis (au pied de la montagne). Son
médecin consulté reconnut chez elle, une maladie de
cœur, qu'il n'avait jamais remarquée jusqu'alors. La
dame, désespérée, fit plusieurs cures et un an après, le

même médecin l'ayant ausculté de nouveau, trouva à son grand étonnement le cœur absolument normal.

Tous ces cas m'intéressaient vivement et j'étais curieux de savoir comment je supporterai moi-même un séjour prolongé au Mont-Blanc, dans la cabane que M. Vallot, le fondateur et directeur de l'observatoire, avait gracieusement mis à notre disposition.

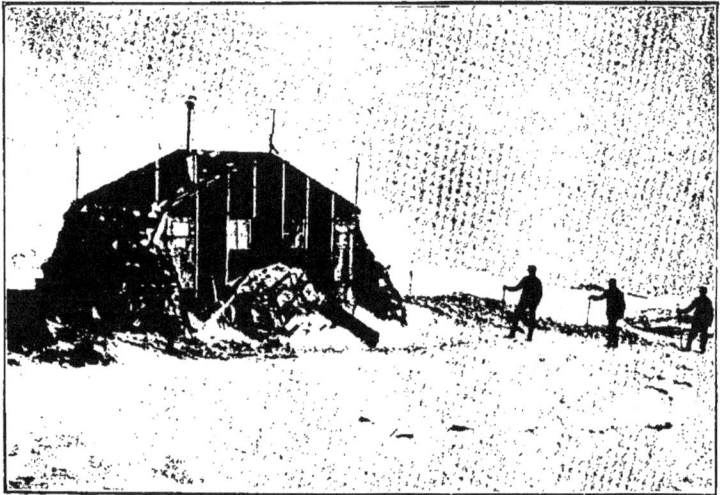

(Cliché M. Tairraz).

Fig. 5. — Observatoire du Mont-Blanc, de M. Vallot.

Nous quittâmes Chamonix le 13 août à midi pour aller coucher aux Grands-Mulets, 3.000 mètres, dans l'observatoire de M. Jansen, à côté duquel se trouve l'auberge de la commune. Une vieille cuisinière y séjourne pendant l'été depuis une vingtaine d'années. A l'en croire, elle n'a jamais pu garder ni chiens, ni chats, ces animaux tombent malades en peu de temps ; seule une poule a été sa compagne pendant toute une saison. La cuisinière l'avait emportée pour en faire du bouillon, mais les liens d'amitié s'étant tellement serrés dans la solitude, elle n'eut le courage de lui tordre le cou. Depuis, des cobayes que M. Vallot a fait porter à l'observatoire paraissent s'acclimater. Je me souviens d'un robuste terre neuve que mon ami de Gorloff avait emmené dans une ascension et qui fut pris du mal de montagne à partir de 3.500 mètres. Tous les dix pas, il

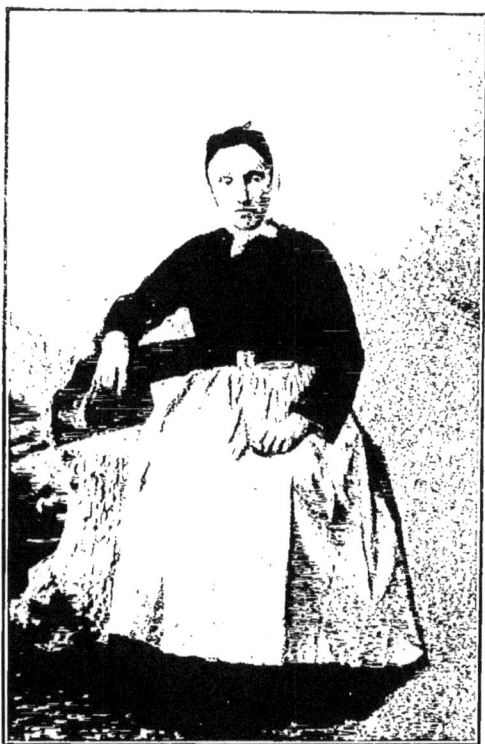

(*Cliché Tairraz*).
Fig. 6. — Marie la cuisinière.

se roulait dans la neige, haletant, et nous regardant d'un œil languissant. On dut le mettre à la corde et presque le remorquer. Au retour, quand il se trouva à l'altitude de 3.000 mètres, les forces lui revinrent subitement et il descendit plus joyeux que jamais, se jouant des crevasses et gambadant dans la neige.

Vers trois heures du matin nous quittions les Grands-Mulets pour arriver à huit heures au Petit-Plateau, où un déjeuner nous réconforta et nous donna un peu de gaité. Vers dix heures nous atteignimes la cabane Vallot 4.400 mètres, donc 400 mètres seulement au-dessous du sommet.

Quoique un peu fatigués, nous nous sentions en très bonne disposition, et parfaitement capables de continuer jusqu'au sommet, mais il fallait nous installer et commencer nos expériences. Nous avions en moyenne 110 pulsations par minute, la respiration profonde et accélérée, jusqu'à 37 respirations par minute, présentait un peu le phénomène de Cheyne-Stock dans les affections cardiaques, mais les respirations profondes et fréquentes ne soulageaient pas du tout, au contraire, elles nous donnaient des douleurs de tête, et qui serraient les tempes.

A midi nous mangions un peu de soupe, sans appétit, je cherchais à me réchauffer sous les couvertures, car c'est le froid, qui, au commencement me fit beaucoup souffrir, il y avait 7° au-dessous de 0 dans la cabane. D'heure en heure je me sentais plus mal, je dus rendre la soupe prise à midi. Au moindre effort les maux de tête augmentaient, ainsi que les battements de cœur. Nous attribuâmes ces premiers malaises à la fatigue, au froid, mais il nous fallait bien modifier cette manière de voir, car le lendemain, après être restés couchés toute la nuit (je ne puis pas dire après avoir dormi), la fatigue avait disparu, mais les maux de tête, les battements de cœur, l'anhélation s'accentuaient davantage, an point qu'il ne nous était pas possible de mettre nos pardessus ou de nouer les lacets de nos souliers sans que ce travail, bien léger pourtant, ne nous causât des suffocations et une accélération du pouls jusqu'à 140 et 160 pulsations par minute.

Le 15 août le temps fut mauvais et nous dûmes tous rester dans la cabane. Cela ne m'était pas désagréable, je crois que j'aurais été incapable d'atteindre le sommet qui n'était pourtant qu'à deux heures de distance. Je me sentais plus mal que la veille, sans aucun appétit, ni le matin, ni le soir, n'ayant pas envie de boire, encore moins de travailler. Il fallait beaucoup d'efforts pour

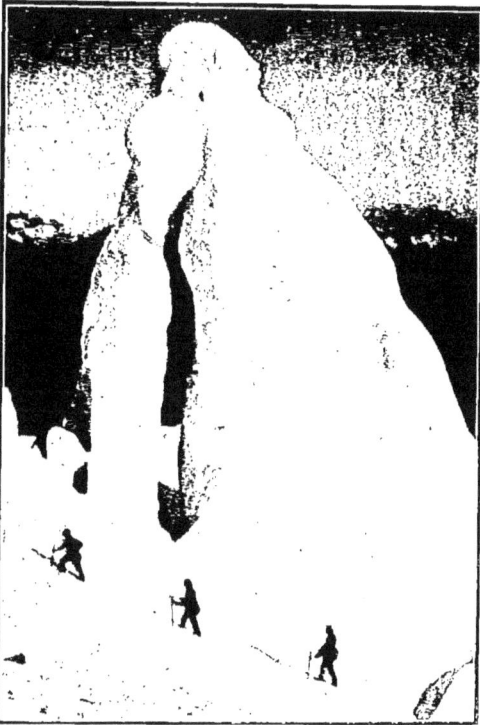

Fig. 7. — Pyramide de glace.

nous mettre au travail. Il en était de même de nos porteurs, une vingtaine environ, dont trois, n'ayant pu s'acclimater durent redescendre dans la vallée, quoiqu'on ait eu recours à différentes reprises, pour les soulager, à des inhalations d'oxygène — j'essayai moi-même d'aspirer de l'oxygène pur, mais je n'en obtins aucune amélioration. La température de notre

corps à nous tous, matin et soir, était absolument normale et je puis dire qu'elle ne varia jamais pendant les
douze jours que nous passâmes là haut, même pas après
de grandes fatigues.

Notre pouls restait accéléré, même en nous réveillant
le matin nous avions 80 à 85 pulsations. Mais il faut
dire que nous couchions plusieurs ensemble dans une
chambre basse et petite, sans ventilation, de façon que
la nuit nous souffrions beaucoup de l'oppression. Dès
que nous bougions, le pouls s'accélérait à 90 et à 110
pulsations par minute. Le pouls faible, très dépressible
et dicrote, la courbe du shygmographe beaucoup plus
accentuée qu'à l'ordinaire. Mon confrère Egli Saint-Clair
comptait au microscope, le nombre de corpuscules con-
tenus dans une goutte de sang prise deux fois par jour
à l'extrémité de nos doigts. Il me sembla avoir constaté
comme lui, une diminution considérable. J'avais à
Chamonix, le jour de notre départ, 6 millions de corpuscules par millimètre carré, trois jours plus tard,
dans la cabane Vallot, je n'en avais que 4 millions. Il
est vrai que le nombre est remonté à 5 millions vers le
huitième jour de notre expédition. Chez Egli lui-même,
la diminution m'a paru descendre jusqu'à 3 millions.
La teneur en hémoglobine (observations faites à l'aide
d'un hématinomètre Fleischel), le chiffre 100 étant con-
sidéré comme normal, avait diminué chez moi jusqu'à
92; chez M. Imfeld jusqu'à 68 et chez le Dr Egli jusqu'à
60, et en moyenne chez tous nos guides il y avait
diminution d'hémoglobine jusqu'à 15 0/0. La respiration est restée accélerée, laborieuse, avec de l'oppression à la poitrine, dyspnoe au moindre mouvement. Le
dynamomètre n'indiquait pas de différence notable dans
l'énergie des muscles entre Chamonix et dans la cabane,
mais accélération du pouls et de la respiration après
chaque effort, beaucoup plus que dans la plaine (1).

_____

(1) M. Vallot qui s'occupe beaucoup de la question du mal de

La quantité d'urine avait diminuée considérablement, la couleur était normale, réaction acide, pas d'albumen, ni sucre, mais une forte diminution d'urée — nous en

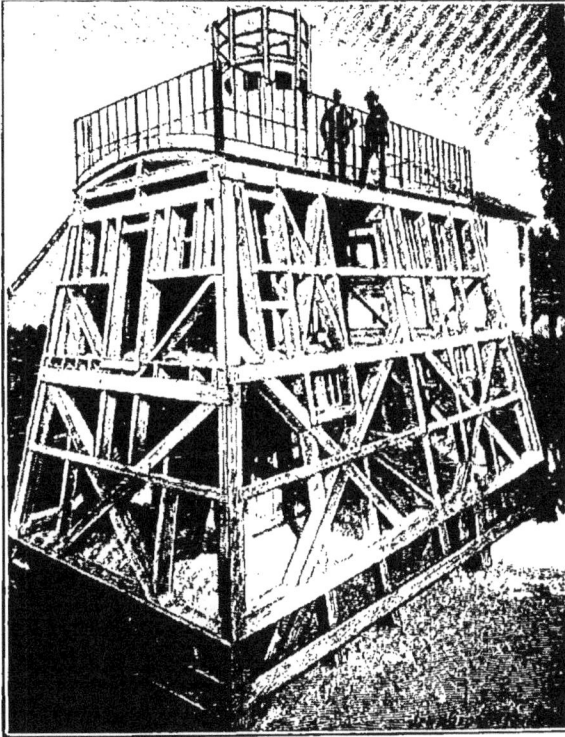

Fig. 8. — Observatoire du Mont-Blanc.

avions 8 à 10 grammes seulement, en moyenne, par litre, au lieu de 25.

Le procès de désassimilation était considérablement gêné, et diminué de presque 50 0/0. Nous perdions

montagne, m'a raconté avoir trouvé en travaillant avec les haltères, qu'il pouvait faire le même nombre d'exercices à Chamonix et au Mont-Blanc, mais le pouls et la respiration étaient beaucoup plus augmenté en haut que dans la plaine. On a le sentiment qu'on pourrait provoquer le mal en forçant le travail.

journellement entre 300 et 500 grammes de notre poids.
Egli avait perdu 7 kilos en douze jours, Imfeld et moi
3 kilos. Dans les selles rien d'anormal, légère tendance
à la constipation, mais pas de tympanite. Le 16 et 17
août le temps devint un peu meilleur, mais nous ne nous
sentions guère mieux : une prostration considérable des
forces musculaires, avec grand abattement d'esprit,
une indifférence absolue pour soi-même et pour les

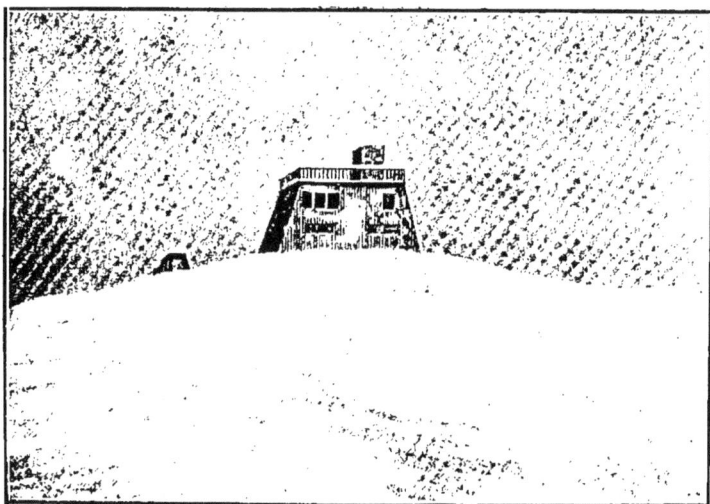

Fig. 9.

autres, manque d'appétit, nausée, céphalalgie doulou-
reuse, somnolence. Nous étions anéantis! Le 18, donc
le cinquième jour, je commençais à me sentir un peu
mieux, l'appétit revenait, aussi vers 11 heures je m'ap-
prêtai à monter au sommet bien que mes jambes me
semblassent de plomb et qu'un malaise général me
rendit très faible. J'atteignis la cîme et j'y passai deux
heures à contrôler l'énergie et la capacité de travail de
nos ouvriers, qui creusaient le tunnel à travers le
sommet pour chercher le rocher sur lequel M. Eiffel

voulait construire un observatoire en fer. Ces hommes habitués à l'air du Mont-Blanc, n'avaient pas donné douze coups de pic ou soulevé dix ou douze pelletées de neige, qu'ils se trouvaient dans l'impossibilité de continuer et devaient se relayer pour respirer. Ils

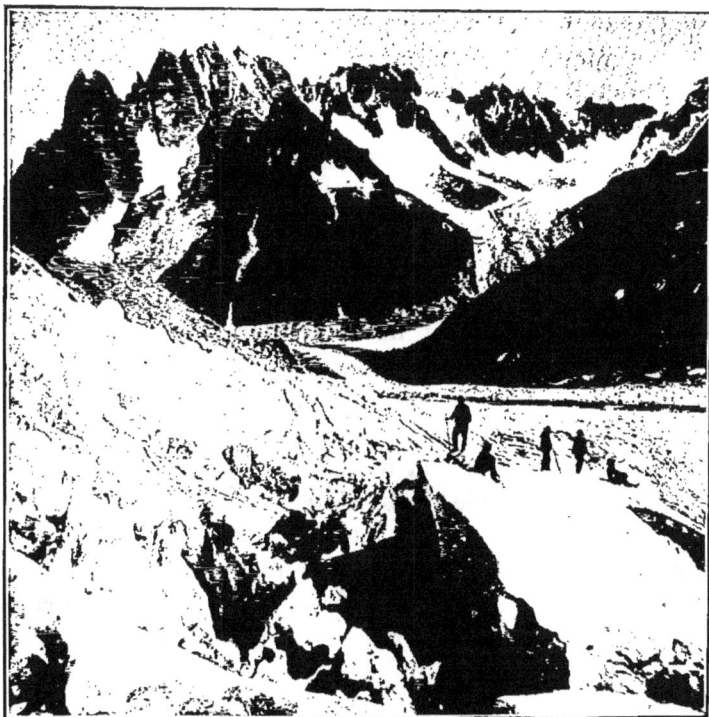

(Cliché Julien).

Fig. 10.

travaillaient pourtant avec ardeur, et c'était au surplus, le seul moyen de se préserver du froid intense, puisque le thermomètre marquait au soleil 10° au-dessous. Accélération du pouls, jusqu'à 140 pulsations par minute.

Le 20, notre santé allait mieux, nous prenions même goût à la correspondance, malheureusement le temps se gâtait de nouveau. Dans la nuit, une tourmente terrible avait éclaté. Un manteau de neige d'un demi-mètre de hauteur couvre les sommets. Les fenêtres de notre chambre sont obstruées et nous sommes condamnés à passer plusieurs jours dans notre petite cabane en nous amusant à faire fondre les glaçons de nos moustaches. Pourtant nous nous sentions mieux, la respiration revenait normale ainsi que le pouls, et nous éprouvions la joie de vivre comme dans la plaine. L'appétit était bon, nous nous acclimations au froid si bien, que nous commencions à nous plaire dans notre prison.

Le 21 et le 22 la neige et la grêle ne cessaient pas de tomber. La foudre éclate sans discontinuer. Nous sommes entourés d'étincelles électriques et d'une intensité de lueur qu'aucun de nous n'avait jamais perçue auparavant. Il nous semble être entre deux orages, à en juger par les détonations : l'un au-dessus de nous, et l'autre courant dans les couches inférieures, avec le bruit des vagues de la mer qui se brisent sur les rochers. Pendant la tempête le baromètre enregistreur subit une série de brusques oscillations durant à peine quelques secondes et d'une ampleur considérable. Si la foudre avait incendié la cabane nous aurions été perdus sans espoir, car la tourmente aurait terrassé le plus fort et l'aurait étouffé dans la neige.

Le 23 le vent ayant enfin cessé, le 24 le temps s'améliora, la brume se dissipa pour laisser passer le soleil et pour la première fois depuis une semaine, nous aperçûmes les verdoyantes prairies, les forêts et les maisons de Chamonix.

Mais nous n'avions plus de vivres (1). Le pain, le bois nous faisant défaut, nous résolûmes d'envoyer notre personnel à Chamonix. C'est avec nos hommes que deux touristes, M. Rothe et le comte de Faverney des-

---

(1) Nous n'avons pas voulu entamer la réserve de provisions que M. Vallot laisse dans la cabane pour des cas de force majeure.

cendirent, au Petit-Plateau, ils furent entraînés dans une crevasse par une avalanche et M. Rothe et le guide Michel Simond y trouvèrent la mort. Nos hommes restèrent quelques jours sous le coup de la terreur que leur inspirait la catastrophe et ne revenant pas, nous fûmes obligés de descendre le 26 août pour engager de nouveaux ouvriers.

Deux jours plus tard, M. Imfeld remonta avec une

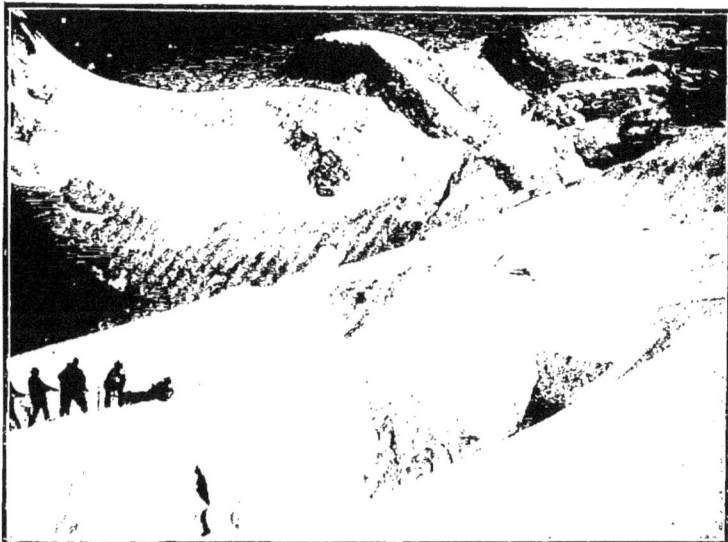

(Cliché Tairraz).

Fig. 11. — Recherche des cadavres de M. Rothe et du guide Michel Simond.

nouvelle équipe de travailleurs, accompagné cette fois du Dr Jacottet de Chamonix, qui voulait bien me remplacer. Le 1er septembre, après deux jours de repos dans la cabane où il semblait se sentir mieux que nous au commencement, M. Jacottet monta au sommet, y resta une heure et redescendit à la cabane. Pendant la nuit il ne dormit pas et toussa beaucoup, il se plaignit à déjeuner de maux de tête et de manque d'appétit.

Dans la journée il écrivit une lettre à son frère, dans laquelle il disait avoir passé une nuit si mauvaise, qu'il n'en souhaiterait pas une semblable à son pire ennemi. Son malaise s'aggrava tellement qu'Imfeld lui conseilla

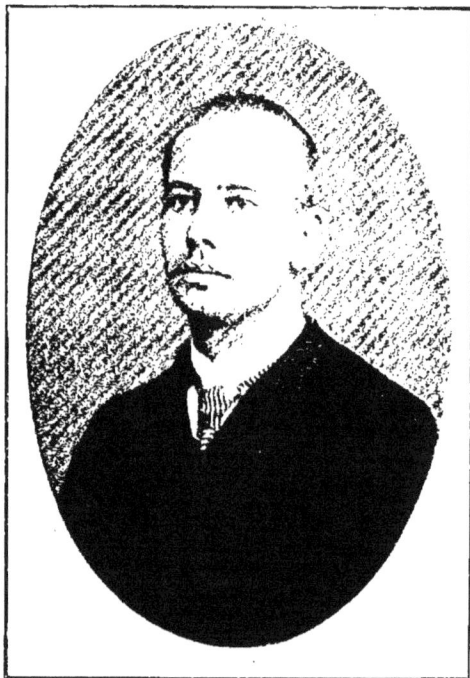

Fig. 12. — Dr Jacottet (de Neuchâtel).

de descendre aux Grands-Mulets, mais il voulut rester pour s'acclimater. Il écrivit encore à un de ses amis lui disant qu'il ne pouvait lui écrire une longue lettre à cause des soulèvements de cœur qui le tourmentaient, qu'il souffrait du mal de montagne, comme ses confrères en avaient souffert et qu'il voulait continuer quelques observations.

Ce fut, hélas! sa dernière lettre. Il se jeta ensuite sur sa couche en tremblant de froid. Vers le soir, les ouvriers revinrent à la cabane, après avoir creusé dans la neige un tunnel de 30 mètres de longueur, sans trouver le rocher.

L'état du pauvre docteur empirait de plus en plus, malheureusement la nuit arrivait et on ne pouvait pas penser à le transporter aux Grands-Mulets. De forts frissons l'avaient saisi, bientôt il était comme paralysé et commençait à délirer. L'oxygène qu'on lui donna à respirer ne produit aucun résultat, la respiration devint superficielle. Le soir, vers six heures, il cessa subitement de parler, fut pris de somnolence et entra en agonie. Vers deux heures du matin, il succomba dans cette cabane de glacier, victime de son dévouement à la science. La mort de ce jeune confrère, si aimé et estimé, nous fait toucher du doigt les dangers qui menacent la vie humaine dans les régions élevées. Le 3 septembre on descendit son corps sur un traîneau à Chamonix et l'autopsie montra une double congestion pulmonaire et cérébrale. Du reste voici le procès-verbal d'autopsie faite par le Dr Wisard (de Saint-Gervais) :

Aspect extérieur. — Vigoureuse constitution. Rigidité cadavérique. Nombreuses surdités. Cyanose très marquée des lèvres, du visage, de même que les extrémités. Cerveau très bien constitué. Méninges violemment congestionnées. Pas d'adhérences. Vaisseaux de la pie-mère augmentés de volume et gorgés de sang. Etat piqueté de la substance grise et de la substance blanche. — Rien de particulier dans les centres, si ce n'est toujours l'état congestif secondaire à un état asphyxique.

Thorax. — Pas d'adhérences, mes souvenirs sont incomplets en ce qui concerne l'épanchement.

Cœur normal comme grandeur, valvules suffisantes. Les cavités pleines de caillots.

Poumons de couleur violette, gonflé, fixée. — Enorme congestion bilatérale, œdème considérable — muqueuse-bronchique injectée fortement. Le liquide de la coupe est écumeux. Congestion égale partout. Rate atteinte de même que le foie, de congestion passive.

Reins normaux.—Pas d'œdème des jambes ni ascite. Autant que je puis m'en souvenir, la mort de Jacottet m'a paru devoir être attribuée à un catarrhe suffocant, (bronchite capillaire et pneumonie lobulaire), accompagnée d'un œdème suraigu du poumon. Les congestions viscérales me paraissent secondaires à l'état pulmonaire.

Dix jours après la fin de l'expédition, les jambes de l'ingénieur Imfeld, notre chef, furent saisies par la paralysie qui augmenta peu à peu, envahissant les bras et même la langue. La respiration et la déglutition devinrent très difficiles. Ce n'est qu'au bout de quelques mois que ces symptômes menaçants s'effacèrent et que le malade put sortir et faire une promenade en s'appuyant sur une canne. Il attribua sa maladie aux suites de son séjour sur la montagne.

II

Nombreuses sont les théories qui ont été émises sur l'origine du mal de montagne. Je ne vous présenterai que les plus scientifiques d'entre elles, celles qui sont basées sur les influences physico-chimiques occasionnées par la diminution de la pression de l'air dans les hautes régions. Le froid, le dérangement de la digestion, la fatigue aggravent sans doute le mal, mais ne suffisent pas pour l'occasionner. Il me semble même que la fatigue ne joue pas dans le mal le grand rôle qu'on lui attribue généralement.

Laissons de côté les explications qui tendent à prouver que les gaz du sang se dilatent et troublent la respiration, en empêchant la circulation dans les vaisseaux

capillaires. Les gaz du sang sont solidement fixés et ne
se dégagent qu'aux pressions voisines de zéro. Nous
laisserons aussi de côté la théorie qui veut que ce soient
les gaz des intestins qui se dilatent de telle manière que
les intestins enflés poussent le diaphragme vers le cœur

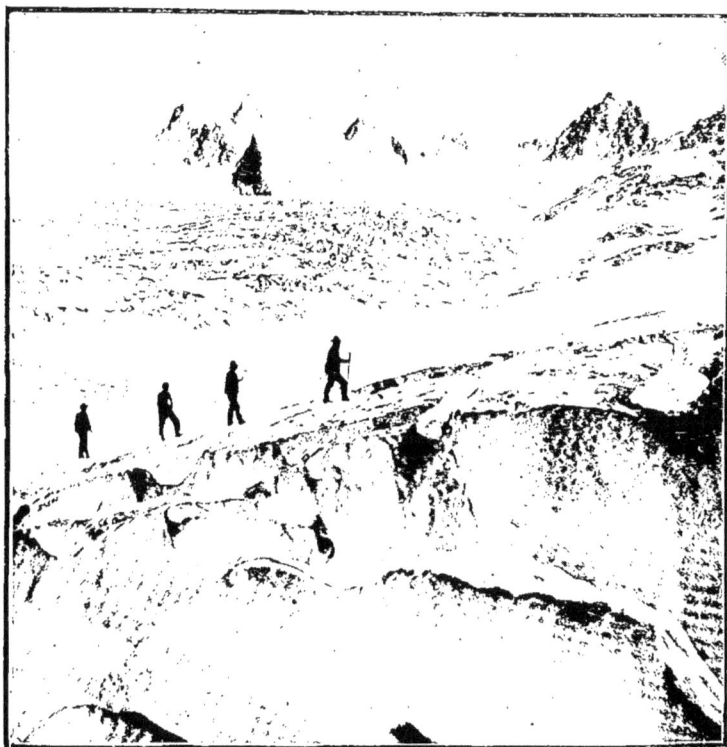

Fig. 13.

et occasionnent la dyspnée et les palpitations. Kronecker
a montré qu'on peut injecter plus que le double du contenu de l'abdomen à un lapin sans provoquer de troubles dans la respiration.

M. A. Mosso, de Turin, a proposé tout récemment une
nouvelle théorie du mal de montagne. D'après lui, aux

grandes altitudes l'acide carbonique s'échappe du sang en telle abondance, qu'il en résulte un appauvrissement de l'organisme en acide carbonique — l'*acapnie*, — ce qui doit nuire au fonctionnement des centres nerveux, qui règlent la respiration et le cœur ainsi que le tractus intestinal, innervé par le vague. M. de Cyon, dans ses comptes rendus à l'Académie en 1867, expliquait de la même façon les modifications que les *hautes* pressions produisent dans la circulation et la respiration : « La tension de l'acide carbonique, cet excitant principal des centres vasomoteurs et respiratoires, diminuant dans le sang, la pression sanguine tombe au minimum et la respiration s'arrête. Les battements du cœur s'accélèrent par la même raison. De l'action toxique de l'oxygène, il n'y a nulle trace. »

C'est en constatant, comme nous du reste, que le **mal de montagne** apparaissait à des hauteurs relativement basses, où la dépression barométrique ne peut **pas** encore avoir enlevé l'oxygène à l'hémoglobine du sang, que M. Mosso a cherché une meilleure théorie — l'acapnie — mais, il dit lui-même, qu'elle ne suffit pas à elle seule d'expliquer tous les symptômes du mal de montagne.

Il est certain qu'elle doit avoir une influence sur le système nerveux, si sensible aux moindres variations qui se produisent dans l'acide carbonique du sang.

Dans son dernier livre, paru il n'y a que quelques jours, Mosso parle de l'analogie frappante entre le mal de montagne et les symptômes de l'asphyxie par l'oxyde de carbone, dont les accidents mortels correspondent parfaitement aux cas de mort survenus dans les ascencions en ballon (1).

_____

(1) Je lis dans le *Journal* du 30 décembre, à propos de la mort de M. et de Mme Tarbé, les phénomènes observés dans un empoisonnement de ce genre sont les suivants : pesanteur de tête, céphalalgie avec sentiments de compression aux tempes, vertiges,

Haldane, un Anglais, a démontré par des expériences fort courageuses sur lui-même que le tiers de l'oxygène de notre sang peut être détruit par l'oxyde de carbone sans que des symptômes désagréables se manifestent, jusqu'au moment où l'on veut monter l'escalier, alors commencent les palpitations fréquentes du pouls, maux de têtes, vomissements.

D'après Mosso, l'anoxyhémie est produite par l'oxigène de carbone et non par le manque d'oxygène. Ce

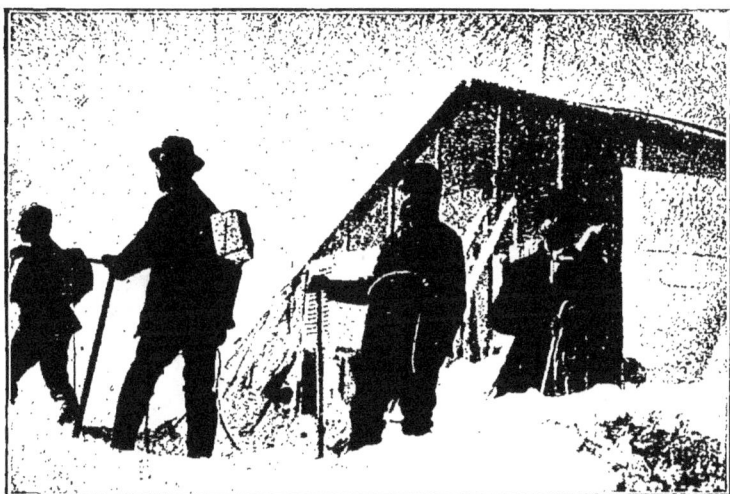

Fig. 14. — Guide Alphonse Payot, Dr Egli Saint-Clair et Dr Guglielminetti.

n'est pas l'oxygène qui manque au travail des muscles, travail qui agrave le mal de montagne, et la consommation de l'oxygène reste la même pour le même travail des muscles.

Les expériences de M. Mosso ne se sont portées que sur l'homme en repos.

M. Kronecker a fait faire des expériences à un de ses

tendance au sommeil, titubations, troubles de la vue, embarras de la respiration, oppression, accélération et affaiblissements du pouls, vomissements, convulsions, mort.

élèves, à M. Burgi, au Brienzerrothhorn et au Gorner-
gratt tout dernièrement, qui démontrèrent que l'intensité des échanges respiratoires n'est pas modifiée à
l'altitude chez l'homme en repos, mais le travail dans
ces altitudes produit dans cette intensité une augmentation plus forte que dans la plaine. L'absorption de gaz
en marchant sur une montagne peut être diminuée de
beaucoup par l'*entraînement*, de façon que le même

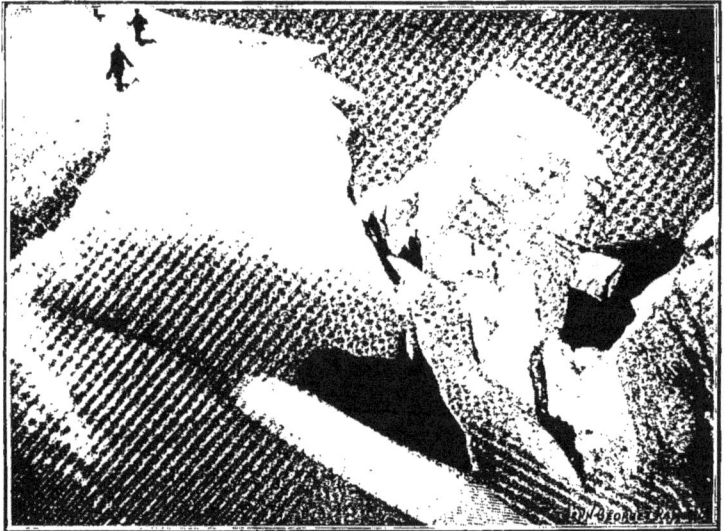

Fig. 15. — Bosses du Dromadaire.

travail au sommet d'une montagne et dans la plaine
occasionne une élimination de la même quantité d'acide
carbonique. La théorie la plus en vogue est celle de
Jourdannet et de Paul Bert, qui attribue le mal à l'insuffisance de l'oxygène dans l'air raréfié, de façon qu'à
la suite de la tension diminuée de l'oxygène sur les hautes montagnes, il résulte un appauvrissement du sang
en oxygène, l'*anoxyhémie*. Cette pensée d'attribuer le
mal à une diminution de l'oxygène du sang, par défaut

de pression, n'est donc pas seulement d'accord avec la
nature apparente de ces accidents, mais les résultats des
expériences semblaient en démontrer l'incontestable
justesse.

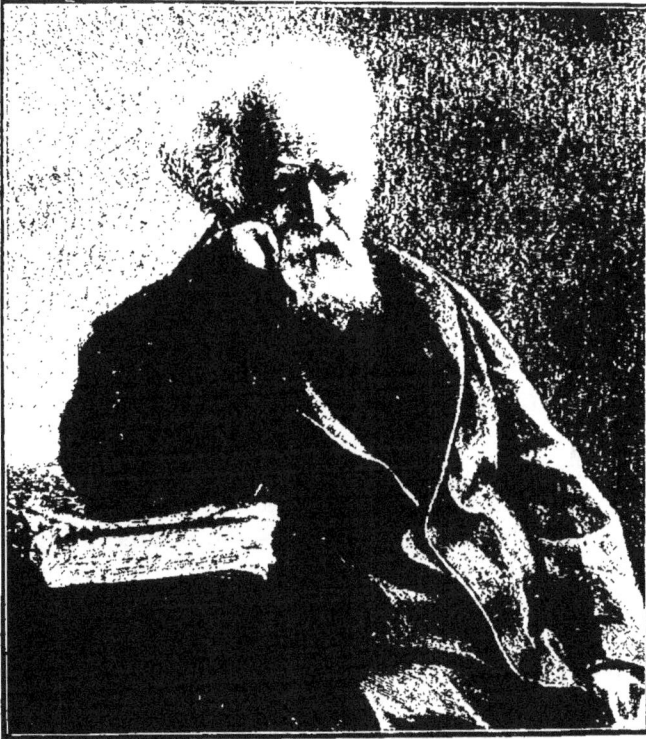

Fig. 16. — M. Jansen, membre de l'Institut.

C'est pourquoi nous avions pleine confiance dans les
inhalations d'oxygène pur — mais, hélas ! nous n'avons
pas trouvé l'amélioration que nous attendions.

Il est possible que, sous la cloche pneumatique, les
choses ne se passent pas tout à fait comme sur les montagnes. Lœwy, entre autres, prétend que l'absorption
d'oxygène et l'élimination d'acide carbonique par la res-

piration dans l'air raréfié, à 440 millimètres (hauteur du Mont-Blanc) pour une unité de travail, est égale comme sous pression ordinaire de 760 millimètres. En augmentant la raréfaction sous la cloche, l'absorption d'oxygène diminue, mais l'élimination d'acide carbonique augmente considérablement. Sur les montagnes d'altitudes moyennes, de 3.000 mètres, par exemple, on trouve déjà une augmentation considérable de gaz respiratoires. Les effets de l'altitude et les effets de la raréfaction d'air ne sont pas tout à fait les mêmes. Et puis, la dissociation de l'oxygène sur la dépression atmosphérique se fait beaucoup plus tard qu'apparaissent les symptômes du mal sur les montagnes. L'oxygène n'abandonne le sang qu'à la suite d'efforts pneumatiques conduisant tout près du vide absolu — et nous constatons des effets de la raréfaction d'air, souvent déjà, à 3.000 mètres, baromètre 52, quelquefois même au-dessous, à Zermatt, par exemple, 1.600 mètres seulement, baromètre 62.

Je doute que ce ne soit que l'insuffisance de l'oxigène dans l'air raréfié qui occasionne tous ces troubles, car ces troubles devraient en ce cas plutôt augmenter par un séjour prolongé ; on ne peut pas croire, comme fait fort bien remarquer M. Kronecker, que de même, que nous nous habituons aux poisons, à l'excès de la chaleur et du froid, notre organisme finisse par s'habituer à l'appauvrissement de l'oxygène. La formation de nouvelles globules rouges dans l'altitude (de 1 à 3.000 m.), démontrée par Viault, Mercier, Egger peut, en offrant plus de surface à l'absorption de l'oxigène jouer un certain rôle de compensation. Mais au Mont-Blanc (4.600 m.) nous n'*avons pas* remarqué cette augmentation pendant notre séjour de deux semaines, — au contraire nous avions constaté que, pendant les 3 ou 4 premiers jours, le nombre des globules rouges avaient diminué considérablement ; ainsi que l'hémoglobine de 10 pour cent en moyenne, pour revenir au niveau normal que le dixième jour — cela n'empêche pas, que nous nous sentions parfaitement acclimatés déjà vers le cinquième jour. Loin de vouloir contester l'augmentation des globules rouges dans les altitudes (je me souviens qu'un confrère prétendait tout dernièrement que les baromètres

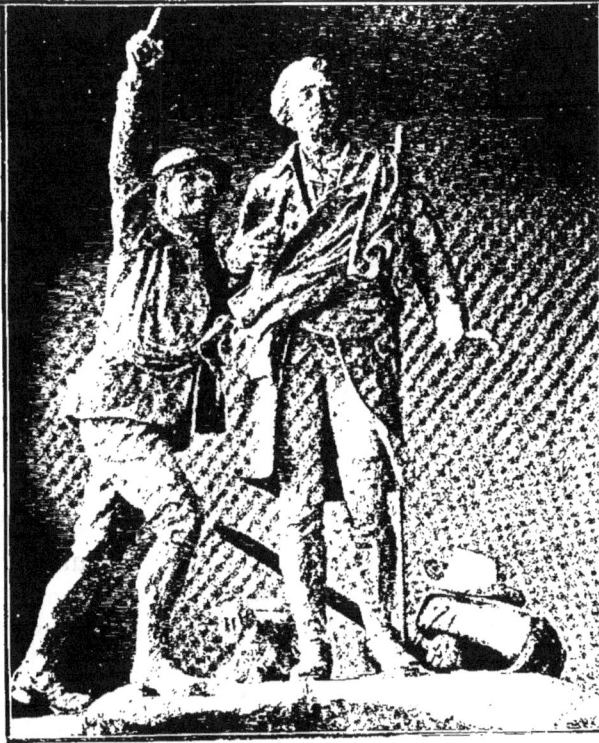

(Cliché T.

Fig. 17. — De Saussure et le guide Balma.

étaient vieux jeu et qu'on pouvait tout aussi bien trouver l'altitude d'une montagne en calculant le nombre des globules) il se pourrait que le bon climat réconfortant cesse aux environs des 2.500 à 3.000 m. dans nos Alpes, où commence un climat plutôt mauvais et nuisible à l'organisme humain.

Si la littérature sur le mal de montagne est prodigieuse, bien peu d'observations ont été faites sur le mal de ballon (1).

M. le Pʳ Pozzi, membre de l'Académie, a fait en 1873, près de Lyon, le premier tracé sphygmographique en ballon, avec le Dʳ Coutagne et le Pʳ Ch. Martins de Montpellier.

Partis à 10 heures 57 minutes de Lyon avec l'aéronaute Poitevin fils, ces messieurs ont atteint vers 1 heure, près de la frontière Suisse, l'attitude de 2.150 mètres, c'est à ce moment que M. Pozzi a pris le tracé sphygmographique, qui comparé à celui pris avant le départ, présente les particularités suivantes : ascension très brusque — léger plateau — descente assez rapide, marquée par un dicrotisme très accusé.

Ces particularités, d'après M. Pozzi, sont en rapport avec l'abaissement de la pression artérielle due à la décompression rapide dans les couches supérieures de l'atmosphère. Elles pouvaient être prévues a *priori* et constituent la contre-partie des intéressantes expériences de Vivenot avec l'air comprimé. Ici comme comme dans une expérience de laboratoire, il n'y a eu aucune influence perturbatrice de ce facteur unique, la décompression rapide. C'est ce qui donne à cette observation une valeur bien différente de celles qu'ont les tracés pris sur le sommet d'une montagne. Le travail musculaire exagérée et la fatigue agissent incontestablement sur le tracé, s'il est pris aussitôt l'ascension terminé, si on le prend qu'après plusieurs heures de repos, on doit craindre l'effet de l'accoutumance (2).

M. Vallot a pratiqué la première fois dans une ascension en ballon l'examen du sang au moyen de l'excellente méthode du Dʳ Hennoque, membre de l'Institut.

---

(1) C'est le très sympathique Secrétaire de l'Aéro-Club, qui me l'a assuré, M. Emmanuel Aimé, qui constitue à lui seul en aérostation la plus complète des encyclopédies.
(2) Compte rendu à la soc. de Biologie 1885, par M. Pozzi.

Dans son compte rendu, il n'y a que quelques jours à la Commission d'aérostation scientifique de l'Aéro-Club, M. Vallot a démontré qu'à 3.000 mètres, déjà il y a une diminution remarquable de la durée de la réduction de l'oxyhémoglobine, c'est-à-dire de la consommation

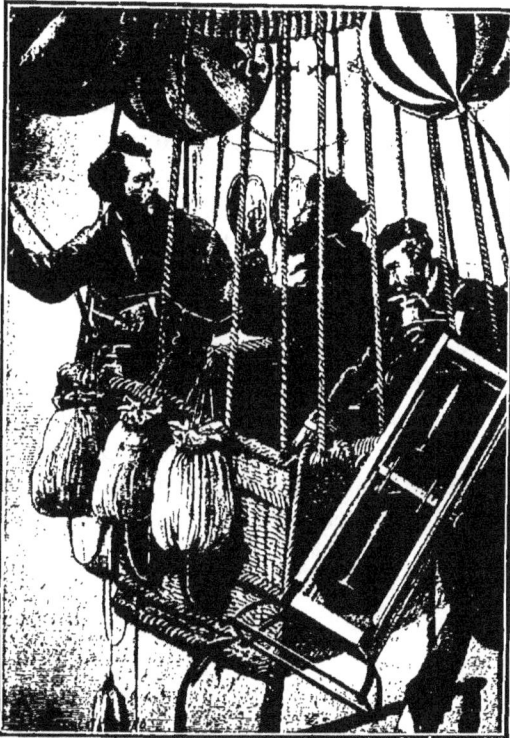

Fig. 18. — Crocé-Spinelli, Sivel et Tissandier.

de l'oxygène du sang par les tissus. Ce phénomène peut être rapporté à deux causes : soit à la diminution de la quantité d'oxygène contenu dans le sang, soit à la l'activité plus grande de la consommation de l'oxygène par les tissus.

Les aréonautes se préoccupent beaucoup de pouvoir

séjourner dans les zones supérieures, non par vanité de sport ou pour faire des concours d'altitude, mais surtout dans un but scientifique pour étudier les vents en cherchant les courants favorables dont la rapidité et la constance sont réglés par les lois plus connues ou tout au moins plus générales que celles des vents inférieurs.

Quant au *mal de ballon*, voici quelques notes des plus célèbres aéronautes. Tissandier, en 1875, atteint la hauteur de 8.600 mètres, avec Crocé-Spinelli et Sivel qui furent les deux victimes de leur tentative hardie. Tissandier, qui avait résisté plus longtemps aux effets de la raréfaction de l'air, ne dut son [salut qu'à la descente subite du ballon. « Mes pulsations sont 110 à la minute, nous sommes à 3.000 mètres, 25° au-dessous de zéro. A une heure, 6.000 mètres. Allons bien. Maintenant 6.500 mètres : Un peu d'oppression, mains gelées, nous allons mieux. Crocé souffle. Respirons oxygène dans ballonets. Sivel et Crocé ferment les yeux. Pâles... un peu mieux, même un peu gais. Crocé me dit en riant : « Tu souffles comme un marsouin. » 1 h. 20, sommes à 7.000 mètres, Sivel paraît assoupi... Sivel et Crocé sont pâles .. pâles... 7.400 mètres (sommeil). A 7.500... Sivel jette lest encore... Sivel jette lest... Avons dépassé altitude de 8.000 mètres et sommes tombés dans un état d'anéantissement complet. Je me suis réveillé un moment et j'ai vu que le ballon descendait, puis je me suis évanoui et à 3 heures j'ai ouvert les yeux à 6.000 mètres. Sivel et Crocé avaient la figure noire, la bouche pleine de sang. Ils étaient morts. »

Cette année-ci, au concours d'altitude, M. Jacques Balsan et M. Louis Godard ont atteint, le 23 septembre, 8.417 mètres.

Voici quelques extraits du livre de bord que M. Louis Godard a eu l'obligeance de me communiquer :

« A 3 heures, nous sommes à 3,500 mètres; à 3 h.15, à 4.500. Nous prenons de l'oxygène. A 3 h. 40, à 5.100

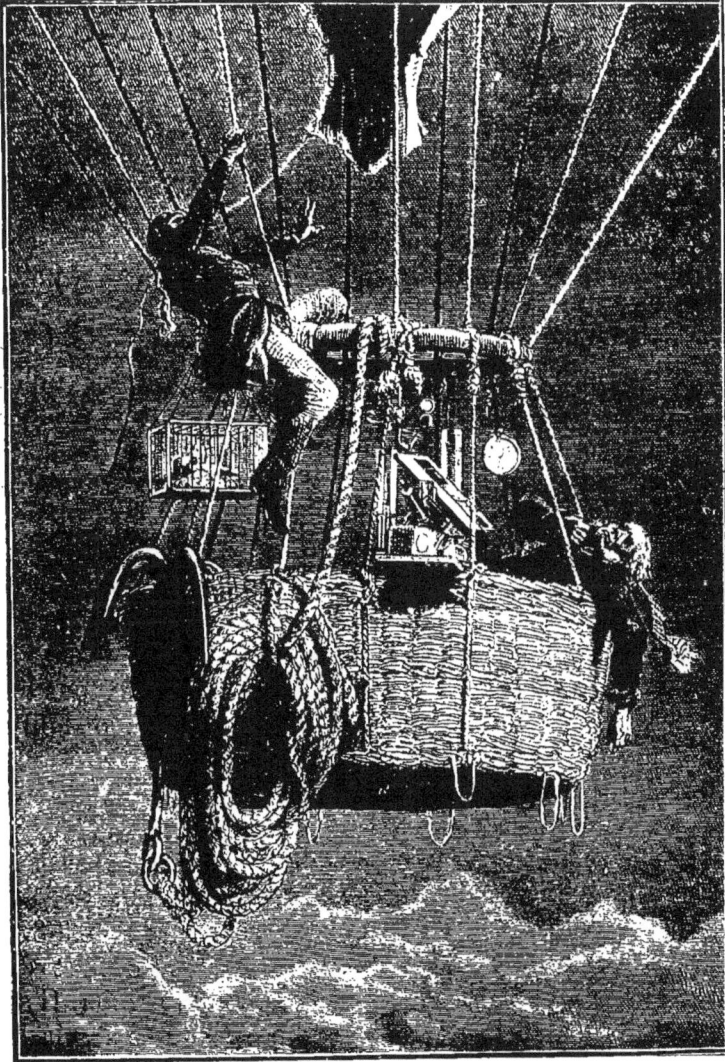

Fig. 19. — MM. Glaisher et Coxwell.

mètres. Nous commençons à être indisposés depuis 5.000 mètres. Le pouls a passé de 67 à 84 pulsations, les tempes nous font mal, nos visages sont pâles, notre vue se brouille légèrement.

« Nous avons chacun trois ballons d'oxygène près de nous, et il est expressément convenu que, dès que l'un de nous aura une syncope, l'autre manœuvrera pour descendre.

« A 3 h. 50, à 6.000 mètres. Le travail devient difficile. Je ne puis plus écrire et je prends davantage d'oxygène pour me remettre. Balsan souffre et ne peut plus manœuvrer, il lui est impossible de parler et d'approcher son tube de sa bouche ; sa main en reste à dix centimètres et sa volonté n'agit plus. Je lui présente vivement un tube et lui envoie de l'oxygène en quantité. En une minute et demie il est debout. Trois minutes après, c'est le tour de Louis Godard d'être indisposé. Le dos appuyé au bord de la nacelle, contre une corde, il a laissé échapper son tube et ne peut plus le reprendre. Même malaise, mêmes souffrances, même impossibilité d'action.

« A 4 heures : 7.000 mètres. Nous souffrons tous les deux et nous ne nous parlons plus, nous n'avons plus de force ni l'un ni l'autre, et il faut nous mettre à deux pour monter un sac sur le bord de la nacelle. Nos yeux recommencent à se brouiller.

« A 4 h. 30, nous sommes à 8.400 mètres. Il est préférable de s'en tenir là, et nous descendons. »

Un Anglais, M. Glaisher, a atteint la hauteur de 8.860 mètres, en 1865 — sans oxygène — il a souffert du mal de ballon, ainsi que Coxwell, son compagnon. Il se plaignait surtout de la grande difficulté de se servir de ses bras, qui étaient comme paralysés.

Un Allemand, M. le Pr A. Berson, a atteint la plus grande hauteur 9.150 mètres, en ballon *Phœnix*, le 4 décembre 1894.

Voici quelques notes de son carnet qui nous intéressent : « Une heure après départ à l'altitude de 6.100 mètres, légères palpitations, 25° au-dessous de zéro. A 8.000 mètres, j'ai de la tendance au sommeil, ma vue se trouble, mais, à 7.000 mètres, j'avais préparé mon appareil à respiration, un cylindre en acier, très haut et contenant 1.000 litres d'oxygène comprimé à 100 atmosphères de pression (1), un tuyau de caoutchouc pour ma bouche. Je sens du vertige dans ma tête, des palpitations de cœur ; à part cela je suis en bon état et parfaitement capable d'observer, de penser et d'écrire.

« Je respire de l'oxygène, dès que je cesse pour quelques instants seulement, soit pour travailler dans la nacelle, soit pour m'observer, les palpitations de cœur augmentent, je commence à trébucher et j'empoigne de suite le tuyau de mon gaz, qui me ranime. Malgré l'oxygène, à un moment donné, mes yeux se fermaient, je me réveille en m'insultant de vive voix, car je sens que beaucoup est en jeu en ce moment. A 9.000 mètres, je dépasse les nuages et je me sens plus libre et mieux jusqu'à 9.155 mètres où je préfère descendre par crainte de manque de lest. »

Un ami de M. Berson, M. Gross, qui l'accompagnait dans une autre ascension à 8.000 mètres écrivait ceci :

« Départ à 9 h. 20, arrivée à 5.200 mètres nous avions déjà vidé un de nos deux ballons d'oxygène et nous commencions à souffrir des palpitations de cœur. A 7.000 mètres, à 9 h. 40, à 30° au-dessous de zéro, nous souffrons du froid, mais l'énergie nous manque de prendre nos pelisses qui sont à côté de nous. Notre corps est absolument apathique, mais la volonté est forte et le désir très vif de monter encore 1.000 mètres. Nous respirons de l'oxygène de temps en temps, qui nous fait du bien.

---

(1) Et M. Paul Bert qui prétendait que l'oxygène était un poison à cinq ou six atmosphères de pression ? !

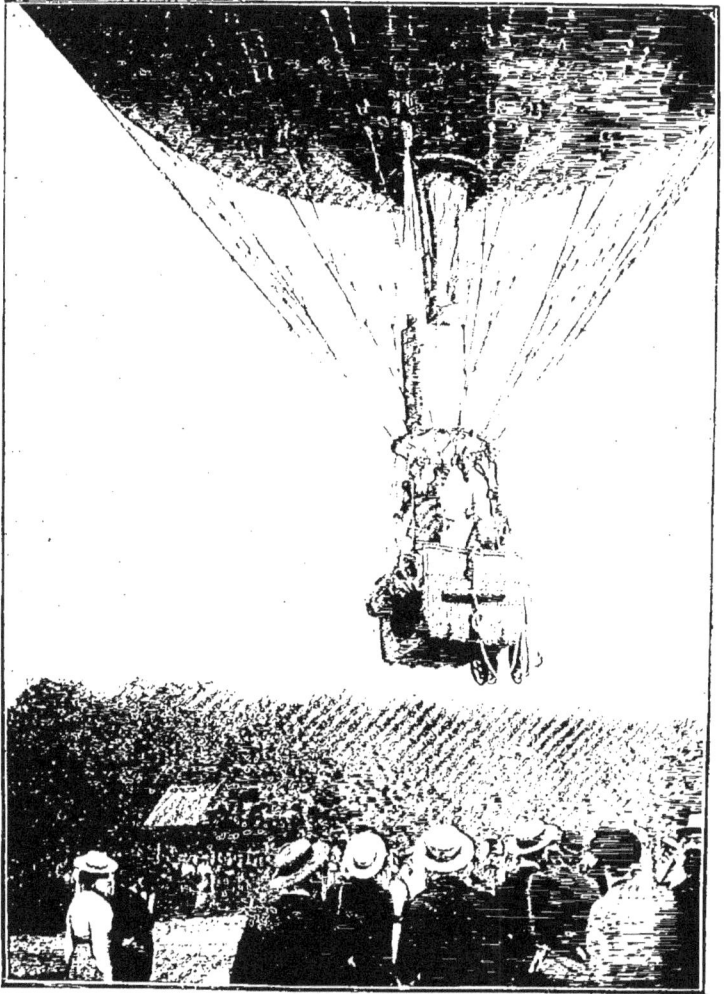

Fig. 20. -- Comte II. de la Vaux et M. Maison
(Concours d'altitudes, Vincennes, septembre 1900).

« A 10 h. 40, nous sommes à 8.000 mètres, mais si faibles et misérables, et somnolents malgré l'oxygène que nous respirons que nous préférons descendre lentement.

« Néanmoins, nous nous sentons toujours plus mal et sommes prêts à nous évanouir. »

C'est à peu près la même remarque que M. Mallet me faisait à propos de son ascension à 7.000 mètres, en 1887, qu'il a atteint en deux heures et demie sans trop souffrir, cependant quelques troubles de la vue, qui s'amélioraient par la respiration de l'oxygène. A la descente très rapide, en vingt minutes, un grand malaise l'a pris ainsi que son compagnon, des nausées, palpitations de cœur, presque des évanouissements.

De son côté, M. le comte Henri de la Vaulx qui était accompagné par M. Maison, m'a raconté avoir atteint l'altitude de 7,200 mètres le 23 septembre 1900.

L'ascension commença à 2 heures 30 de l'après-midi, à 4 heures les aéronautes se trouvaient à 3.500 mètres, à 5 heures à 6.000 mètres. Je ne me sens aucun malaise (écrit le comte de la Vaulx qui de temps en temps respirait de l'oxygène bien qu'il n'en avait nul besoin) et je jouis d'un panorama merveilleux. Je donne l'ordre à Maison de jeter un sac de lest, les forces lui manquent, il lâche le sac par-dessus le bord et retombe lui-même sans connaissance au fond de la nacelle. Je lui enfonce immédiatement la tétine du tube d'oxygène au fond de la bouche. Il était temps, quelques secondes ensuite, il ouvre les yeux, bientôt il est complètement regaillardi. A 5 heures 20 ils sont à 7.200 mètres. Nous n'éprouvons aucun malaise, ni même aucune sensation désagréable.

Le mal de ballon ne commence donc que vers 6.000 mètres, sans que l'aéronaute ait souffert du manque d'air auparavant. C'est au moment qu'il veut faire un effort qu'il est prit subitement par une syncope, sans aucune douleur, comme un évanouissement.

M. Maison m'a dit : qu'il se sentait partir pour un autre monde, sans ancune peine, il lui semblait, quand il est revenu à lui, que cela aurait dû être bien doux de mourir ainsi. C'est à peu près la même remarque que font les personnes gravement atteintes du mal de montagne : cette prostration absolue des forces musculaires, ce grand abattement d'esprit rendent la personne absolument indifférente contre tout danger. On voudrait rester là où l'on est, même sur la neige pendant toute la nuit à plusieurs degrés au-dessous de zéro, pourvu qu'on vous laisse tranquille. Il est inutile d'ajouter que le froid intense y est souvent pour beaucoup dans ces grandes prostrations.

D'après nous, et c'est l'opinion de M. Kronecker, il semblerait que le mal doit être attribué plutôt à des troubles mécaniques dans la circulation du sang, qui par suite de la diminution de la pression atmosphérique se trouve attiré vers la circulation périphérique, de là le gonflement très visible des veines des extrémités. Ces veines distendues renferment tant de sang que la pression dans les artères tombe et que le cerveau ne reçoit plus suffisamment de sang (envie de dormir, faiblesses).

Les stagnations de la veine-porte pourraient, à un degré plus élevé, influencer sur l'état de vacuité des artères et les phénomènes qui s'observent dans les sphères de la nutrition (nausées, vomissements) pourraient tenir à une mauvaise irrigation du bulbe, siège des centres respiratoires et cardiaques. Le mal viendrait donc de ce que, par suite de la réduction de la pression de l'air, les vaisseaux pulmonaires gonflent, ce qui, produisant des stagnations dans les petits circuits, provoque une extension des cavités de droite du cœur. Les malades de mal de montagne ont le teint cyanosé et donnent absolument l'impression de personnes atteintes d'affections cardiaques.

La principale objection à cette opinion est dans la

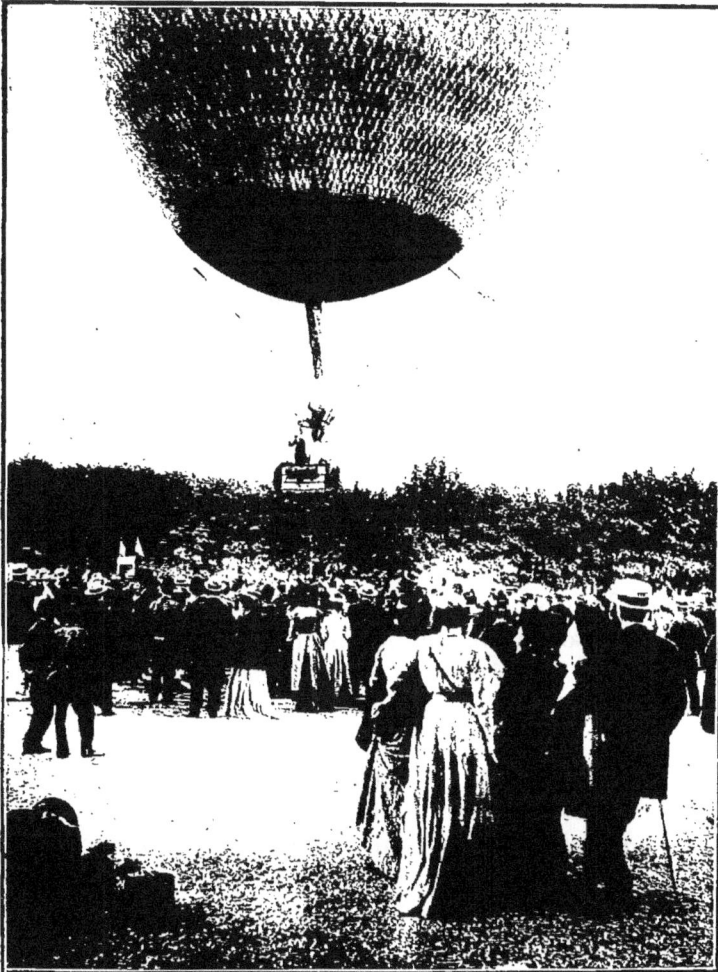

Fig. 21. — M. Balsan et M. Louis Godard
(Concours d'altitudes, Vincennes, septembre 1900).

« Cure d'Altitude », un très intéressant travail de M. Paul Regnard : « Il est certain que si la pression diminue sur la surface extérieure des vaisseaux, elle diminue du même coup sur leur face intérieure et rien n'est changé dans l'équilibre du corps. Le fait de la ventouse qui attire le sang à l'extérieur n'est en aucune façon comparable ; c'est la pression sur le reste du corps qui pousse le sang dans les vaisseaux placés sous elle. Mais rien ne se passerait si la ventouse enveloppait toute la surface de la peau, puisqu'il n'y aurait pas un seul point qui ne fût en équilibre de pression. »

Mais il n'en est pas moins vrai que de compressions et des décompressions partielles existent dans la circulation. M. de Cyon a vu à l'œil nu, au fur et à mesure que la pression barométrique augmente, un rétrécissement des vaisseaux périphériques (1). La peau et les muqueuses pâlissent, l'oreille devient presque exsangue et l'absence de toute variation manométrique dans l'expérience indique que le rétrécissement observé ne dépasse pas les vaisseaux périphériques ; en un mot que c'est une action purement mécanique de la compression. Les différences d'élasticité entre les différents tissus suffisent parfaitement pour rendre compte de ce phénomène. M. Panum a déjà fait remarquer que la différence entre l'élasticité des poumons et celle des parois abdominales doit produire des perturbations dans l'organisme quand on le soumet à une forte pression barométrique. Le phénomène auditif qu'on observe sur soi-même prouve que l'équilibre des pressions dans les diverses parties du corps ne s'établit pas du premier coup, ni tout seul.

Lander Brunton, dans sa Pharmacologie, parle de plusieurs cas de malades qui en se levant brusquement dans leurs lits ont eu des syncopes, qu'il explique par

---

(1) Influence des hautes pressions atmosphériques sur l'organisme animal, par de Cyon.

l'afflux du sang dans les intestins. Il est un fait notoire que les vaisseaux intestinaux peuvent contenir plus de sang que nous en avons dans tout le corps, l'antagonisme

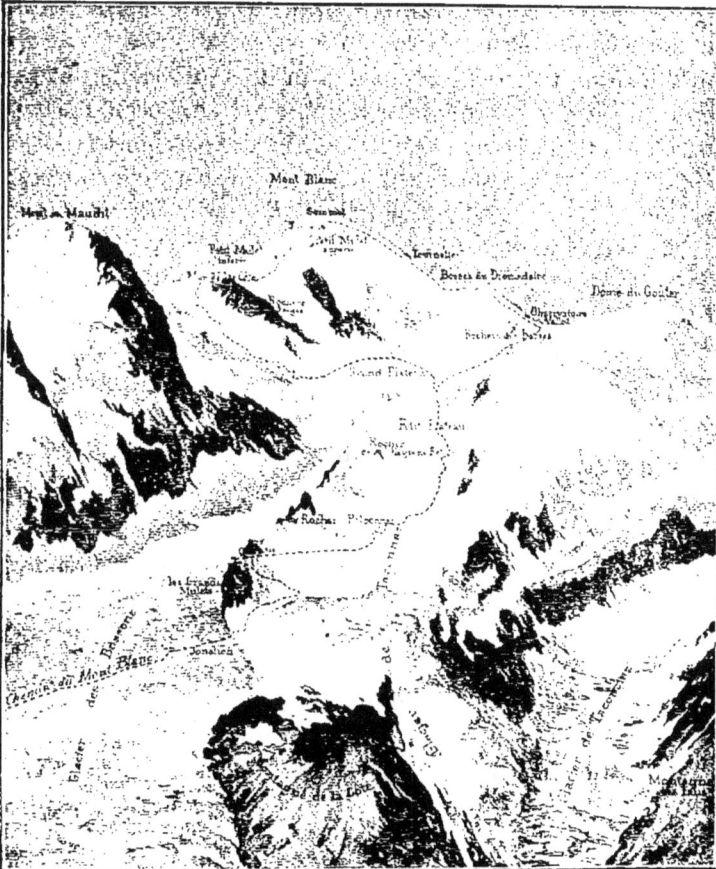

Fig. 22. — Vue du Mont-Blanc prise du Brévent.

entre les vaisseaux intestinaux et les vaisseaux périphériques existe. M. d'Astre parle du balancement entre la circulation cutanée et viscérale. A côté de cela la boîte cranienne est incompressible et l'équilibre du liquide cérébro-spinal doit certainement être influencé par la décompression.

Cette année-ci, trois docteurs viennois, MM. Heller, Mager et V. Schrotter, ont trouvé des résultats chimiques analogues à ceux de M. Paul Bert, en soumettant des animaux à de fortes compressions, mais point de modifications dans la circulation du sang par l'effet mécanique. M. de Cyon leur répond : 1) Que ce n'était pas la vraie façon de tuer des animaux par des *coups sur le crâne*, pour constater si les hautes pressions provoqueraient des congestions cérébrales. 2) Quant au résultat de M. Paul Bert, deux américains, après de Cyon, MM. Clarke et V. Rensselaer, avaient démontré que les expériences de M. Bert ne résistent point à une critique sérieuse, et que ses appareils étaient très fautifs. 3) Il n'est pas admissible de tirer des conclusions d'une analyse faite avec du sang mélangé de plusieurs animaux qui ont été soumis à des expériences différentes.

Une théorie ainsi basée essentiellement sur des phénomènes de la mécanique circulatoire permettrait peut-être d'expliquer le fait suivant, que nous avons observé d'une façon constante et dont on ne peut voir le lien avec une théorie basée sur l'anoxyhémie. En tout cas, ce phénomène vaut la peine d'être cité pour lui-même : Du Grand-Plateau, il y a deux chemins qui conduisent au sommet du Mont-Blanc, l'un à droite, par les Rochers des Bosses et l'observatoire de M. Vallot, l'autre à gauche par le Corridor. On ne prends ce dernier chemin que lorsqu'on risque d'être emporté par la tempête sur es Bosses du Dromadaire, au-dessus des Rochers des Bosses.

Dans le *Corridor* il n'y a presque pas de vent, mais il est un fait connu que tout le monde, ascensionnistes ainsi que les guides et porteurs, y souffrent beaucoup plus du mal qu'en prenant le chemin des Bosses. On sait que le mal n'est pas le même sur toutes les montagnes, et les symptômes sont généralement moins forts, sur les sommets libres, exposés à tous les vents,

Comment expliquer cette action du vent, sinon d'après l'idée de M. Kronecker par une constriction réflexe des vaisseaux cutanés, qui viendrait contre-balancer dans une certaine limite, les modifications circulatoires, que nous avons indiquée plus haut. M. Lapicque, maître des conférences à la Sorbonne, qui nous a suggéré des réflexions sur des phénomènes observés par nous, nous rappelait en même temps, qu'il y a quelque chose d'analogue dans le mal de mer, le mal de mer n'est peut-être pas si éloigné du mal de ballon, que le ferait croire la théorie exclusive de l'anoxyhémie. Or il est d'observation courante que l'impression du vent frais sur la figure soulage au moins les premiers symptômes de ce mal mystérieux.

En résumé, nous n'avons pas la prétention de formuler une nouvelle théorie du mal de montagne, nous avons voulu seulement apporter quelques faits d'observations personnelles pour une théorie, dans laquelle me semble-t-il, l'*anoxyhémie* jouera un rôle moindre que les troubles mécaniques de la circulation. Le rôle de décompression, d'après nous, a été trop négligé dans les explications du mal des altitudes. Il va sans dire que la tension diminuée de l'oxygène sur les hautes montagnes, y rend la vie difficile et même impossible là où il n'y a presque plus d'air — les aéronautes trouveront donc toujours un certain soulagement dans l'oxygène pur ou mieux encore, très probablement, en emportant de l'air liquide de Linde en ballon. — On est en train de faire des expériences en ce moment, d'après ce que m'a dit M. Cailletet, membre de l'Institut. Mais c'est aussi sur la circulation qu'il nous faudra porter notre attention, en essayant des remèdes qui agissent sur les vaisseaux sanguins et sur le cœur, comme le cofféïne, strychnine, les injections hypodermiques de

sérum artificiel, qui d'après les si intéressantes com-
munications du regretté Dr Chéron et du Dr Maurice
de Fleury élèvent la tension artérielle en provoquant
une hyperglobulie instantanée.

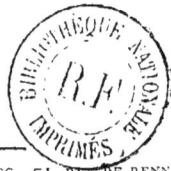

PARIS. — IMP. V. GOUPY, G. MAURIN SUCC., 71, RUE DE RENNES.

www.ingramcontent.com/pod-product-compliance
Lightning Source LLC
Chambersburg PA
CBHW070823210326
41520CB00011B/2090